亲亲我的宝贝

怀孕、分娩、育儿难题全解

主编：周会菊

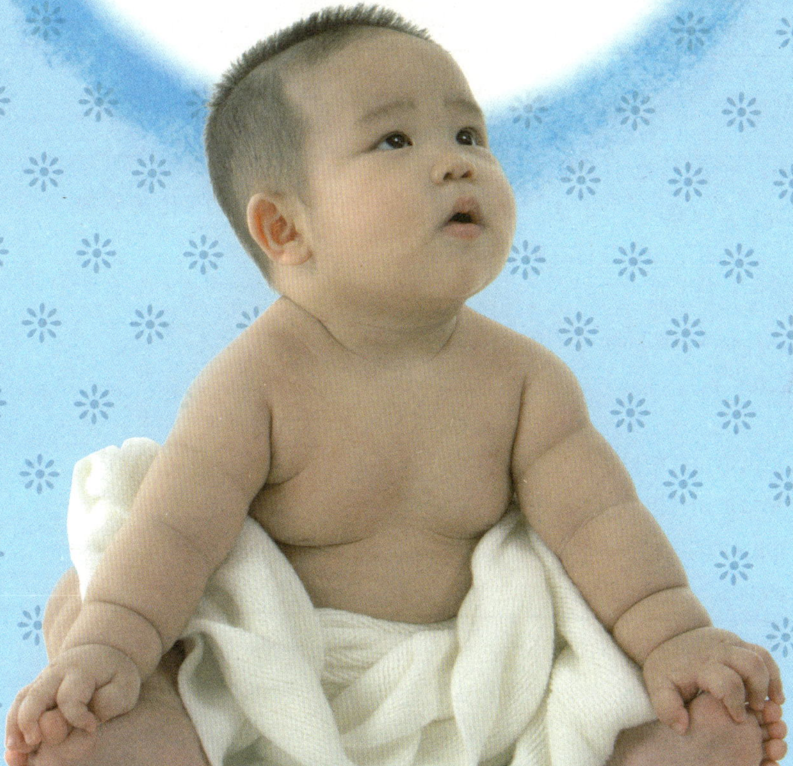

江西科学技术出版社

图书在版编目（CIP）数据

亲亲我的宝贝：怀孕、分娩、育儿难题全解 / 周会菊主编. -- 南昌：江西科学技术出版社, 2014.11（2024.10重印）

ISBN 978-7-5390-5124-6

Ⅰ.①亲… Ⅱ.①周… Ⅲ.①妊娠期—妇幼保健—基本知识②产褥期—妇幼保健—基本知识③婴幼儿—哺育—基本知识 Ⅳ.①R715.3②TS976.31

中国版本图书馆CIP数据核字（2014）第254499号

亲亲我的宝贝：怀孕、分娩、育儿难题全解 周会菊 主编
QINQIN WODE BAOBEI：HUAIYUN、FENMIAN、YUER NANTI QUANJIE

出版发行	江西科学技术出版社
社址	南昌市蓼洲街2号附1号
	邮编：330009　电话：（0791）86623491　86639342（传真）
印刷	三河市泰丰印刷装订有限公司
经销	各地新华书店
开本	787 mm × 1092 mm　1/16
字数	220千字
印张	12
版次	2014年12月第1版
印次	2024年10月第3次印刷
书号	ISBN 978-7-5390-5124-6
定价	49.00元

国际互联网（Internet）地址：http://www.jxkjcbs.com

选题序号：zk2014384　　赣版权登字：03-2014-309

责任编辑：李智玉　　装帧设计：春浅浅

版权所有　侵权必究

（赣科版图书凡属印装错误，可向承印厂调换）

Contents 目录

Part 1 怀孕篇

孕前准备

- 012 备孕准妈妈的孕前检查
- 013 备孕准爸爸的孕前检查
- 013 备孕准爸妈的最佳生育年龄
- 014 备孕期间多运动
- 014 孕前饮食应注意什么
- 015 孕前营养补充
- 016 孕前生活应注意什么
- 017 孕前环境应注意什么

怀孕第1个月（1~4周）

- 018 孕妈妈的身体变化
- 018 胎宝宝的身体变化
- 019 孕1月胎教方案
- 021 孕1月产检要点
- 021 孕1月生活指南
- 022 孕妈妈如何远离电磁辐射
- 023 孕1月妈妈饮食应注意什么
- 024 孕1月营养食谱

怀孕第2个月（5~8周）

- 026 孕妈妈的身体变化
- 026 胎宝宝的身体变化
- 027 孕2月胎教方案
- 029 孕2月产检要点
- 029 孕2月生活指南
- 031 孕2月妈妈饮食应注意什么
- 032 孕2月营养食谱

怀孕第3个月（9~12周）

- 034 孕妈妈的身体变化
- 034 胎宝宝的身体变化
- 035 孕3月胎教方案
- 037 孕3月体检要点
- 038 孕3月生活指南
- 039 孕3月妈妈饮食应注意什么
- 040 孕3月营养食谱

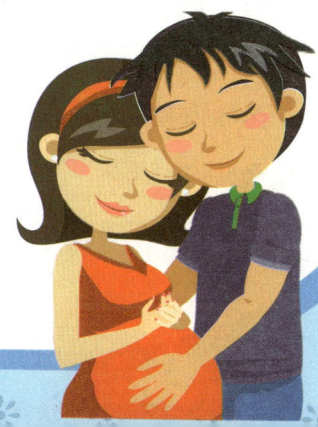

怀孕第4个月（13～16周）

- 042 孕妈妈的身体变化
- 042 胎宝宝的身体变化
- 043 孕4月胎教方案
- 045 孕4月体检要点
- 046 孕4月生活指南
- 047 孕4月妈妈饮食应注意什么
- 048 孕4月营养食谱

怀孕第5个月（17～20周）

- 050 孕妈妈的身体变化
- 050 胎宝宝的身体变化
- 051 孕5月胎教方案
- 053 孕5月体检要点
- 053 孕5月生活指南
- 055 孕5月妈妈饮食应注意什么
- 056 孕5月营养食谱

怀孕第6个月（21～24周）

- 058 孕妈妈的身体变化
- 058 胎宝宝的身体变化
- 059 孕6月胎教方案
- 061 孕6月体检要点
- 062 孕6月生活指南
- 063 孕6月妈妈饮食应注意什么
- 064 孕6月营养食谱

怀孕第7个月（25～28周）

- 066 孕妈妈的身体变化
- 066 胎宝宝的身体变化
- 067 孕7月胎教方案
- 069 孕7月产检要点
- 070 孕7月生活指南
- 071 认识早产的征兆
- 071 孕7月妈妈饮食应注意什么
- 072 孕7月营养食谱

怀孕第8个月（29～32周）

- 074 孕妈妈的身体变化
- 074 胎宝宝的身体变化
- 075 孕8月胎教方案
- 077 孕8月体检要点
- 078 孕8月生活指南
- 079 孕8月妈妈饮食应注意什么
- 080 孕8月营养食谱

怀孕第9个月（33～36周）

- 082 孕妈妈的身体变化
- 082 胎宝宝的身体变化
- 083 孕9月胎教方案
- 085 孕9月体检要点
- 086 孕9月生活指南

086	这样可以减轻水肿	091	孕10月胎教方案
087	孕9月妈妈饮食应注意什么	092	孕10月产检要点
088	孕9月营养食谱	093	孕10月生活指南

怀孕第10个月（37~40周）

		093	谨慎对待腹痛
090	孕妈妈的身体变化	094	孕10月妈妈饮食应注意什么
090	胎宝宝的身体变化	095	孕10月营养食谱

Part 2　分娩篇

自然分娩

		118	剖宫产对宝宝的影响
098	可以自然分娩的标准	119	剖宫产前需做好哪些准备工作
099	自然分娩对产妇的影响	120	准妈妈进行剖宫产分娩，准爸爸做什么
100	自然分娩对宝宝的影响		
101	自然分娩前需做好哪些准备工作	121	剖宫产分娩后，应该如何护理产妇
102	准妈妈自然分娩时，准爸爸做什么		
103	在医院自然分娩时，应该如何与医生配合	123	剖宫产分娩后一周调理食谱
105	自然分娩时，如何才能减轻分娩的痛苦		
108	自然分娩后，应该如何护理产妇		
112	自然分娩后一周调理食谱		

剖宫产分娩

116	需进行剖宫产的标准
117	剖宫产对产妇的影响

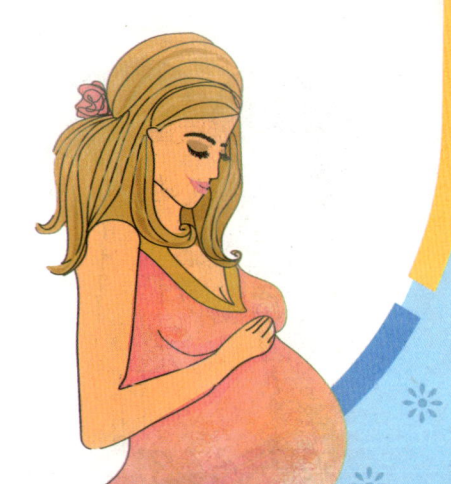

Part 3　0~1个月宝宝的喂养

新生儿的平均体重、身长、头围、胸围

128　体重

128　身长

128　头围

128　胸围

129　新生儿最初的模样

母乳喂养新生儿

130　哺乳前的乳房清洁与护理

132　自然分娩的产妇如何正确哺乳

132　剖宫产的产妇如何正确哺乳

133　早产儿及双胞胎的母乳喂养法

133　哺乳中常见的问题及其应对方法

配方奶喂养新生儿

136　如何选择配方奶

138　如何清洁奶瓶

140　新生儿的配方奶调配方法

141　配方奶喂养中常见的问题及其应对方法

出生1周的新生儿的发育情况

142　体重

142　身长

142　视觉

142　听觉

142　触觉

143　味觉

143　嗅觉

143　新生儿第1周的变化

出生2周的新生儿的发育情况

144　体重

144　身长

144　视觉

144　听觉

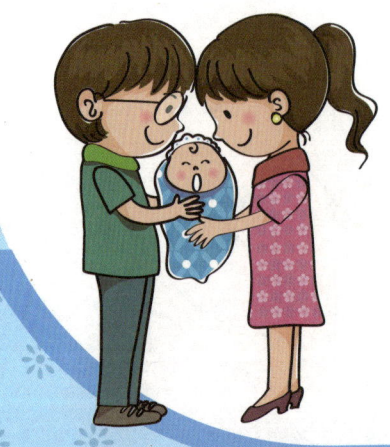

144 触觉
145 味觉
145 嗅觉
145 新生儿第2周的变化

出生3周的新生儿的发育情况

146 体重
146 身长
146 视觉
146 听觉
146 触觉
147 味觉
147 嗅觉
147 新生儿第3周的变化

出生4周的新生儿的发育情况

148 体重
148 身长
148 视觉
148 听觉
149 触觉
149 味觉
149 嗅觉
149 新生儿第4周的变化

新生儿的日常护理

150 正确包裹新生儿
150 给新生儿测体温
151 新生儿的眼部、口腔护理
151 新生儿的脐带护理
152 新生儿的皮肤护理
152 新生儿的生殖器护理
153 新生儿的正确抱法
154 新生儿的洗浴护理
155 新生儿尿布的选择
155 给新生儿正确穿脱衣服
156 新生儿衣物的清洗
157 正确对待新生儿哭泣

新生儿常见疾病防治

158 颅内出血
158 缺氧缺血性脑病
159 TORCH感染（病原体感染）
159 出血性疾病
160 肚脐炎症
160 新生儿溶血
161 新生儿黄疸
162 新生儿佝偻病
162 新生儿硬肿症
163 新生儿败血症
163 新生儿肺炎
164 新生儿肺透明膜病

164　新生儿窒息
165　新生儿破伤风
165　新生儿便秘
166　新生儿囟门异常

Part 4　1~3个月宝宝的喂养

1~3个月宝宝的发育特征

168　身体发育
168　运动能力
168　听觉水平
169　视觉水平
169　味觉和嗅觉
169　语言能力

1~3个月宝宝的早期教育

170　运动能力训练
170　视觉刺激训练
171　触觉能力训练
171　听觉刺激训练
171　语言刺激练习
171　社交发展训练

1~3个月宝宝的日常护理

172　给宝宝洗脸和洗手
172　给宝宝洗头
173　防止宝宝睡偏头
173　婴儿按摩操的操作方法

1~3个月宝宝常见不适症状及疾病的护理

174　小儿湿疹
175　小儿感冒
176　百日咳
177　小儿多汗
178　腹股沟疝

Part 5　4~6个月宝宝的喂养

4~6个月宝宝的发育特征

180　身体发育
180　听觉水平
180　视觉水平
181　运动能力
181　语言能力
181　记忆能力

4~6个月宝宝的早期教育

182 训练定时排便的习惯
182 手部动作训练
182 爬行动作训练
183 语言能力训练
183 社交发展训练

4~6个月宝宝的日常护理

184 出乳牙期的口腔护理
184 谨防宝宝"斗鸡眼"
185 宝宝枕秃的处理
186 5个月，尝试添加辅食期
186 下列三种情况，继续纯乳喂养
186 下列三种情况，尝试添加辅食
186 添加辅食的时间安排

6个月，奶与辅食的比例是8:2，补充含铁高易吸收的食物

188 补充高铁食物
188 补充易吸收的食物

4~6个月宝宝常见不适症状及疾病的护理

190 小儿夜啼
191 肠套叠
192 斜视

Part 1

怀孕篇

十月怀胎,一朝分娩。一个宝宝需要经过妈妈长时间的精心呵护与辛勤付出,才能来到这个世界上。怀胎的过程是一个危险却又充满喜悦的过程,准爸妈们要注意很多事项,排除诸多不利因素,给予宝宝关爱,才能让宝宝健康顺利地诞生。本章节将孕前、孕后的细节以及注意事项详细阐述,为准爸妈们提供详细的怀孕指南!

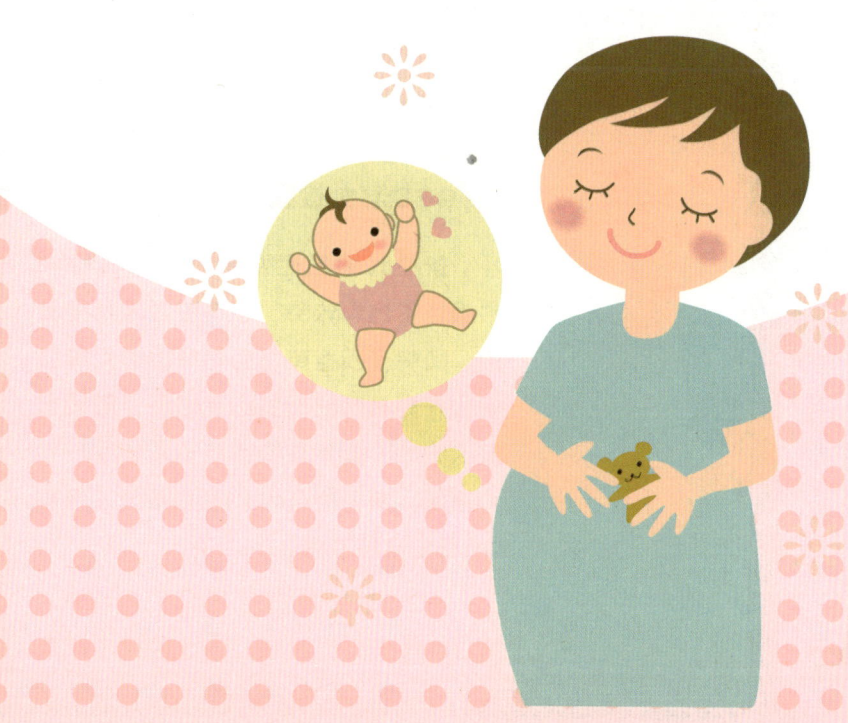

孕前准备

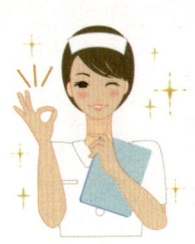

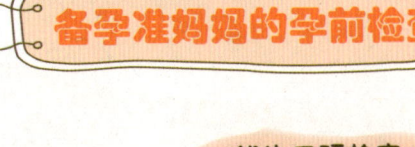

备孕准妈妈的孕前检查

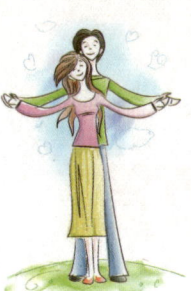

● 优生五项检查（TORCH检测）

TORCH是指一组病原体：T即刚地弓形虫，O即others，比如乙型肝炎病毒、HIV病毒、梅毒螺旋体等；R即风疹病毒，C即巨细胞病毒，H即单纯疱疹病毒。

这些病毒在妊娠3个月内胎儿感染率较高，容易引起胎儿畸形、流产，在妊娠晚期则会引起胎儿器官功能的改变，有的则容易在分娩过程中引起胎儿出生后的感染，因此，孕期检查排除这些病毒及原虫的感染以及发现感染后及时进行有效的治疗是非常必要的。

本检查常作为妇女怀孕期生殖道感染的常规检查项目。

● ABO溶血检查

新生儿溶血症是由于胎儿与母体的血型不合导致的，它的主要症状是黄疸，此外还可能有贫血和肝脾肿大等表现，严重者会出现胆红素脑病，影响宝宝的智力，更严重的可能引发新生儿心力衰竭。常见的有ABO血型系统不合和Rh血型系统不合。

ABO溶血检查包括血型和抗A、抗B抗体滴度的检测。若女性有不明原

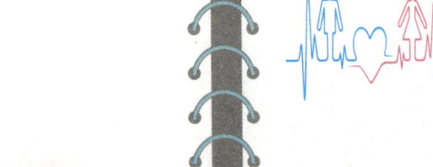

因的流产史或其血型为O型,而丈夫血型为A型、B型时,应检测此项,以避免宝宝发生溶血症。

• 生殖系统检查

该检查可通过普通的白带常规筛查和阴道分泌物检查来检测女性是否患有滴虫、真菌、支原体及衣原体感染、阴道炎症等妇科疾病以及淋病、梅毒等性传播性疾病,若有则应彻底治疗后再计划怀孕,否则会有流产、早产等危险。

备孕准爸爸的孕前检查

• 肝功能

了解肝功能是否有损伤,是否有闭塞性黄疸、急慢性肝炎、肝癌等肝脏疾病的初期症状。

• 肾功能

了解肾脏是否受损,是否有急慢性肾炎、尿毒症等疾病。

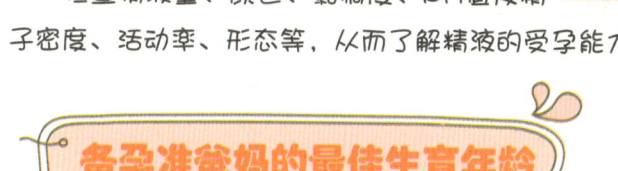

• 精液分析

检查精液量、颜色、黏稠度、pH值及精子密度、活动率、形态等,从而了解精液的受孕能力,预知精液是否有活力。

备孕准爸妈的最佳生育年龄

24~29岁是备孕准妈妈的最佳生育年龄段。女性在24岁以后,身体发育才完全成熟,而在35岁以后骨盆和韧带会变得松弛,分娩时容易出现难产。

男性的最佳生育年龄为30~35岁,这是因为通常男性精子质量在30岁时达到高峰,然后能持续5年左右的高质量。

备孕期间多运动

体重超标不但会给生活带来诸多不便，还可能会对优生不利。因此，体重超标的备孕准爸妈，孕前要多参加体育锻炼，制定好周密的锻炼计划。

即使备孕准妈妈体重不超标，若能在孕前进行适宜而有规律的体育锻炼和运动，可以促进体内激素的合理调配，确保受孕时体内激素的平衡与精子的顺利着床，避免怀孕早期发生流产。

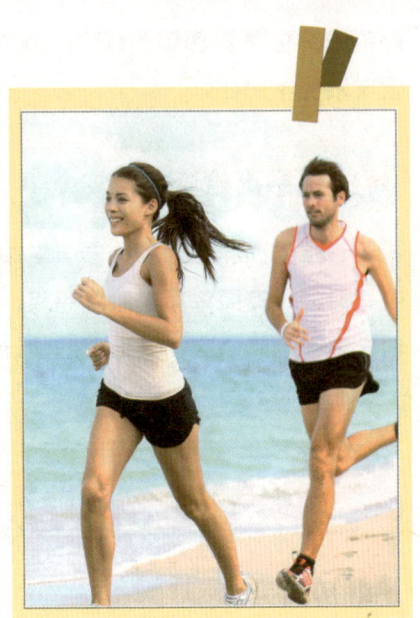

小贴士

适合孕前进行的体育锻炼有：慢跑、游泳、太极拳、柔软体操等。备孕准爸妈最好一起进行锻炼，以增进彼此间的感情。

孕前饮食应注意什么

孕前饮食不仅关系到妊娠期的自身健康问题，还关系到宝宝的正常发育问题。所以孕前一定要注意以下几个方面。

• 营养摄取要均衡

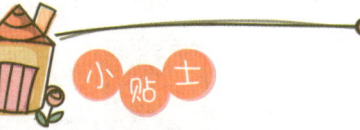

营养摄取均衡的关键在于食物要多样化，例如多吃蔬菜、水果、干果、肉类、蛋奶类等。不同的食物含有不同的营养素，因为蔬菜类含有丰富的维生素、矿物质及纤维素，蛋奶类含有丰富的蛋白质、钙质等。如果偏废或独爱哪一类食物，则容易导致营养失衡，所以均衡摄取营养非常重要。

● 孕前少食多餐很重要

对于备孕夫妇，我们的建议是少食多餐。因为腹胀是大多数孕妈妈会遇到的困扰，从怀孕初期到后期都可能发生，因此，备孕夫妇不妨从孕前就开始执行少量多餐的进食原则，每天分4～6餐进食，每餐维持五到六分饱，避免一次吃进大量食物，这不仅可以减轻腹部饱胀的不适感，也有助于孕前体重的控制。

● 孕前饮食卫生很关键

日常生活中的饮食卫生很重要。而对于孕前的备孕夫妇来说，饮食卫生更是重点。为了避免病从口入，影响自身及胎儿的健康，备孕夫妇对于饮食卫生须格外注意，尽量食用已处理过或彻底煮熟的食物，确认食物或食材的保存期限，烹调食物或用餐前要先洗手，确实做好食物的保鲜工作等，这都是备孕夫妇必须遵从的原则。

孕前营养补充

● 补充维生素E有助怀孕

维生素E又名生育酚，能促进性激素分泌，加强女性卵巢机能，从而使卵泡数量增多，黄体细胞增大，增加黄体酮的作用；维生素E也能促进男性精子的生成及增强其活力，因此，对防治男女不孕不育症及预防先兆流产具有很好的作用。

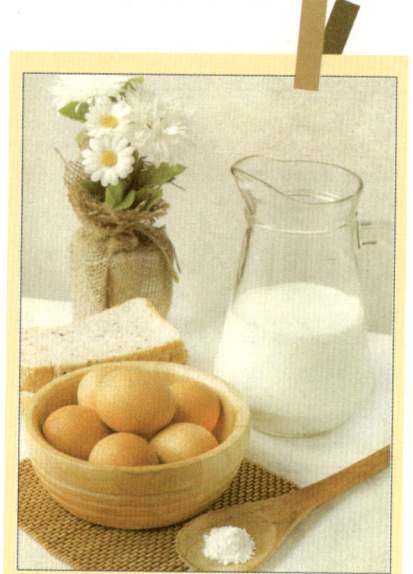

● 孕前补锌，保证精子质量

研究表明，男性缺锌是男性不育的原因之一。精液中锌含量比血液中锌含量要高很多，锌直接参与精子内的糖酵解和氧化过程，保持精子细胞膜的完整性和通透性，维持精子的活力。如果男性缺锌，雄激素就会减少，不利于精子生成。因此，建议备孕准爸爸多吃含锌丰富的食物，例如：牡蛎、蛤蜊、蚌、芝麻酱、松仁、黑芝麻、海米、猪肝、黑米、牛奶等。

● 孕前3个月开始补充叶酸

叶酸是一种水溶性B族维生素，对细胞分裂和生长有重要作用。备孕准妈妈如果缺乏叶酸会影响胎儿大脑和神经系统发育。因为一旦人体缺乏叶酸，便要经过4周的时间才能得到改善，所以备孕准妈妈要在怀孕3个月甚至半年前就要开始补充叶酸，以确保宝宝早期的叶酸营养充足。

小贴士

虽然叶酸很重要，但并不是越多越好。推荐剂量为每日0.4毫克，但因备孕准妈妈个人体质原因，需要在医生指导下进行补充。

孕前生活应注意什么

● 调整作息，保持充沛精力

有些备孕准妈妈，由于个人工作或生活习惯的原因，经常熬夜甚至通宵不休息，这对备孕其实是非常不利的。这种习惯导致人体只有在夜间才分泌生长激素的脑垂体前叶功能紊乱，从而怀孕后使胎宝宝的生长发育受到影响，严重甚至会导致其发育迟缓。

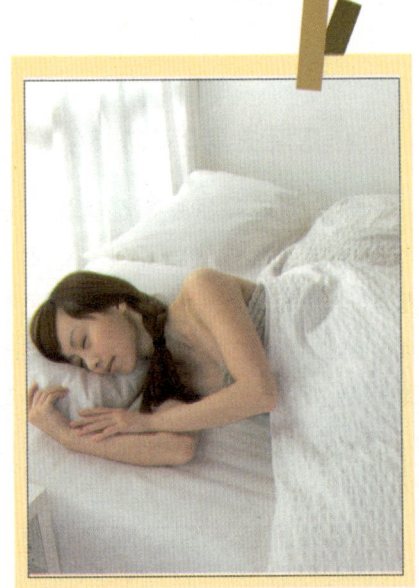

● 宝宝优生，应戒烟戒酒

香烟中有20多种可导致染色体和基因发生变化的有害成分，主要成分尼古丁会降低备孕准爸爸的性激素分泌，引起精子发育畸形，同时也会影响备孕准妈妈卵子的质量。香烟中的尼古丁还会导致胎儿唇裂、智力低下等。

● 备孕准妈妈用药应注意

一般情况下，备孕准妈妈在停服药物3个月后受孕，对胎儿的影响相对较小，较为安全。但是，由于各种药物的药理作用不同，不能一概而论，备孕准妈妈最好咨询医生，确定安全受孕时间后，再进行受孕。

孕前环境应注意什么

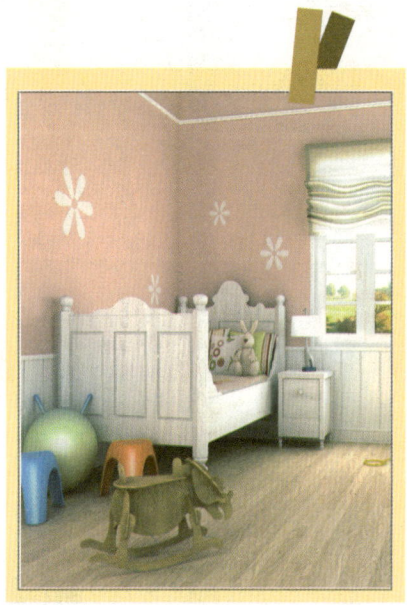

● 居室色彩有讲究

色彩会对人的心理产生明显的暗示作用，孕妈妈在不同妊娠期对不同的色彩有不同的感觉，因此可以选择孕妈妈喜爱的颜色来装饰居室，以使孕妈妈心情舒畅。

● 保持居室阳光充足

如果房间缺乏阳光，孕妈妈及将来出世的宝宝得不到阳光的照射，会影响钙的吸收，从而影响孕产妇及孩子的骨骼发育，所以保持室内阳光充足是十分必要的。

● 和宠物说再见

弓形虫是一种寄生在动物体内的寄生虫，由其引发的弓形虫病可引起人畜共患。几乎所有的哺乳动物和鸟类都是弓形虫病的传染源。

备孕准妈妈如果感染弓形虫病会造成胎宝宝先天性感染，引起流产或畸形，所以建议备孕准妈妈暂时离开宠物。

怀孕第一个月（1~4周）

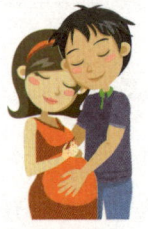

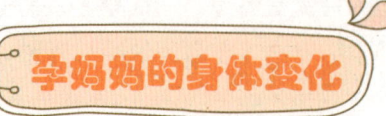

孕妈妈的身体变化

① **体重**：怀孕还没有对孕妈妈产生体重上的影响，与孕前相比基本上没有变化。

② **子宫**：此时子宫约有鸡蛋那么大，子宫壁开始变得柔软、增厚，但大小、形态还看不出什么变化。

③ **乳房**：卵巢开始分泌黄体激素，乳房开始变硬，乳头颜色也开始变深并且变得很敏感，稍微触碰就会引起痛感。

④ **体温**：排卵后基础体温稍高，这种情况会持续3周以上。

⑤ **妊娠反应**：受体内激素分泌的影响，敏感的孕妈妈会开始出现恶心、呕吐等症状。

胎宝宝的身体变化

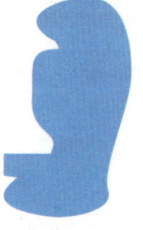

① **身长**：0~0.2毫米

② **体重**：约1微克

③ **五官**：眼睛、鼻子、耳朵尚未形成。

④ **四肢**：身体可分为两大部分，大的部分为胎宝宝的头部，拖着长长的尾巴，像一个小蝌蚪。手脚未形成。

⑤ **器官**：脑、脊髓等神经系统，血液等循环器官的原型已经出现；从第3周末开始，出现了心脏的原基，虽然还不具有心脏的外形，但已在胎儿身体内轻轻地跳动；胎盘、脐带也开始发育。

⑥ **胎动**：胎宝宝暂时还没有胎动的迹象。

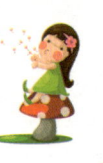
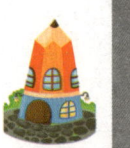

孕1月胎教方案

● 情绪胎教：做好胎教准备

孕1月是怀孕的初期，这个时候胚胎处在器官高度分化和形成阶段，不能感受外界刺激，母体内发育且面临一定的危险，胎儿非常需要母体的接纳。孕妈妈如果能对宝宝的到来感到愉悦，并积极做好饮食调养，为胎儿提供充足的营养，这会给胎儿的发育带来一个好的开始。孕妈妈和准爸爸一起实施好胎教计划，能让孕妈妈内心更充实、更容易获得幸福感，这些都会潜移默化地传达给胎儿。

● 情绪胎教：写胎教日记

写胎教日记可以成为每个孕妈妈日常生活中的一部分，这是个有助于胎宝宝健康成长的良好习惯，同时也是情绪胎教的一种重要手段。

在胎教日记中，孕妈妈可以记录孕期生活中一些比较重要的事情，比如每日的胎教情况，看了什么童话书籍，听了什么音乐，看到了什么美好的人、事物等，在怀孕的第一个月，可以写一写宝宝即将来到这个世界，自己的感受，初为人母亲的心情变化，还可以写一写有了宝宝以后，生活、家庭的变化，是否为身边的人带来了喜悦等，也可以开始记录自己的体重变化、产前检查、健康状况等等。

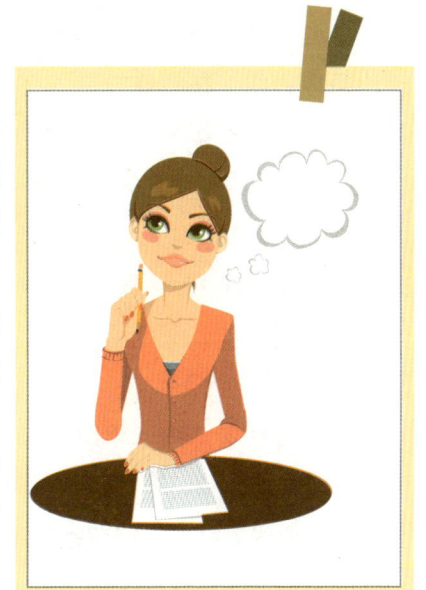

关于胎教日记的形式可以是多种多样的，并不仅仅局限于文字，也可以用一些图画、表格的形式来表达。

胎教日记可以由孕妈妈来写，也可由孕妈妈和准爸爸两人一起写，记录生活当中的点点滴滴，记录怀孕的心路历程，更为重要的是真情实意的流露，使这本日记成为宝宝和妈妈共同成长的印记,成为往后弥足珍贵的记忆。

● 运动胎教:散步

妊娠早期不适宜做剧烈运动,以免引起流产或阴道流血等,可选择比较缓和的运动,其中散步是最好的选择。坚持每天早晨散步20~30分钟,可以呼吸新鲜空气,改善机体神经系统和肺部换气功能,促进人体新陈代谢,提高机体免疫力,同时还可增加胎宝宝的血氧,有利于优生。

散步时,不要走得太急,要放缓步伐,慢慢走,不要使身体受到振动,这在妊娠早期要格外注意。

● 意念胎教:进行自律训练

孕妈妈在这个月可以进行消除紧张情绪的自律训练,在训练之前,孕妈妈应该先喝点儿温水让自己放松下来,换上宽松的衣服,在一个地方静坐冥想,消除紧张情绪。

自律训练的步骤

①坐在椅子上,或是平躺在床上,闭上眼睛,放松身体,把气吸入腹部,再通过腹部呼出,反复2~3次。

②内心默念"内心平静、双臂沉重",把意识集中于四肢,努力体会沉重的感觉。

③"内心平静、双臂沉重"和"双脚温暖、内心平静"各念两遍。

④双臂前移,移动手指,将胳膊肘弯曲再打开,伸个懒腰,冥想结束。

● 准爸爸胎教:改善居住环境

家里即将迎来可爱的新生命,准爸妈们可以着手为宝宝布置一番了。种上一些漂亮的花草,添些小饰品,清洁房子,更换被子、窗帘,让整个房子变得温馨又舒适,焕发新的面貌,这些对促进准爸爸妈妈以及宝宝的感情都会有很大的帮助。

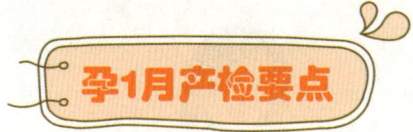

孕1月产检要点

● 重视孕早期检查

孕早期（小于12周）应至少进行一次产前检查，通过第一次孕早期检查可以明确以下几个问题：

①怀孕对母体有无危害，孕妈妈能否继续怀孕。

②孕妇生殖器官是否正常，对今后分娩有无影响。

③胎儿发育情况是否良好，是否需要采取干预措施。

④化验血液、尿液，明确有无贫血或其他问题。

⑤肝功能检查，如有肝炎应终止妊娠。

⑥孕妈妈有无妇科疾病，以便及时发现与治疗，避免给母体及胎儿带来危害。

● 孕妈妈该知道的数字

胎儿在母体内生长的时间：40周，即280天。

预产期的计算方法：末次月经首日加7，月份加9（或减3）。

妊娠反应消失时间：妊娠12周左右。

自觉胎动时间：妊娠第16~20周。

胎动正常次数：每12小时30~40次，不应低于10次。

孕1月生活指南

● 保证充足的休息与睡眠

怀孕后孕妈妈身体负担会逐渐加重，为了适应这一变化，孕妈妈应适当增加休息和睡眠时间，夜间睡眠不少于8小时，并且尽可能养成午睡的习惯。睡觉时采取左侧卧位比较适宜。

● 衣着宽松舒适

孕妈妈新陈代谢加快，容易出汗，所以应该穿宽松、舒适、柔软的棉质衣物，腹部不宜用皮带勒紧。

夏季要注意避暑，勤换衣服；冬季要注意保暖。

此外，乳房应用合适的内衣托住，内衣不宜过紧。

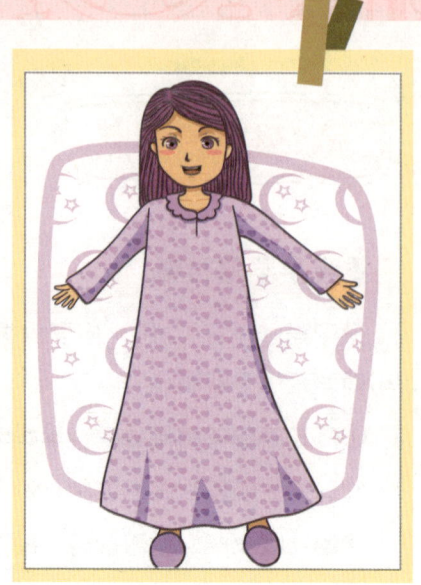

● 避免性生活

正常妊娠虽然没有完全禁止性生活，但妊娠3个月内，由于胎盘尚未完全形成，性生活刺激容易导致流产，所以应尽可能避免性生活。

● 不随便服用药物

怀孕初期可能会有低热、倦怠等类似感冒的症状，如果随便吃一些感冒药，不仅达不到治疗效果，还可能导致胎儿畸形。因为很多药物都是孕妇禁服的，所以孕妈妈一定不要随便用药，特殊情况需要用药也要在医生的指导下进行。

● 不宜过度运动

孕妈妈感觉身体不适时，不要勉强做运动或远游，过度运动会导致孕妈妈阴道流血，甚至是流产。

孕妈妈如何远离电磁辐射

● 保持安全距离

电脑显示器背面与两侧产生的电磁波比正面要强，因此不宜过于接近电脑显示器的背面和侧面。孕妈妈要与电脑显示器背面保持1米以上的距离，与电脑屏幕保持70厘米以上的距离，且使用后立即远离。

● 减少使用电子产品时间

一般人一天使用电脑的时间不应超过6小时，且每小时需离开电脑10分钟。孕妈妈一周使用电脑的时间不应超过20小时，手机通话每天不可超过30分钟，还应尽量少看电视，少玩电子游戏。

● 电器不使用时要拔掉插头

当电器产品接上插头时，即使没有打开电源开关，仍会有微量电流通过，产生微量的电磁波，所以电器产品不使用时，要记得把插头拔掉，这样可以避免不必要的电磁波辐射。

孕1月妈妈饮食应注意什么

● 孕妈妈可适当多吃的食物

孕妈妈在第一个月时，可按照正常的饮食习惯进食，同时要保证营养丰富，饮食结构合理。

①要保证摄入充足的蛋白质，可多吃鱼类、蛋类、乳类、肉类和豆制品等食物。

②补充足量的碳水化合物，保证孕妈妈身体能量供应。碳水化合物的主要来源有面粉、大米、红薯、土豆、山药等粮食作物。

③孕妈妈要多摄入维生素，可多吃有叶蔬菜、水果、动物肝脏等。

● 水果多吃但不宜过量

如果孕妈妈过多的摄入水果，摄入蔬菜量少，纤维素摄入就会不足。而且一些水果中糖分含量很高，如果孕期糖分摄入过多，可能会引发妊娠期糖尿病。正常情况下，孕妇每日食用100克左右的橘子、苹果或猕猴桃就可以了。

孕1月营养食谱

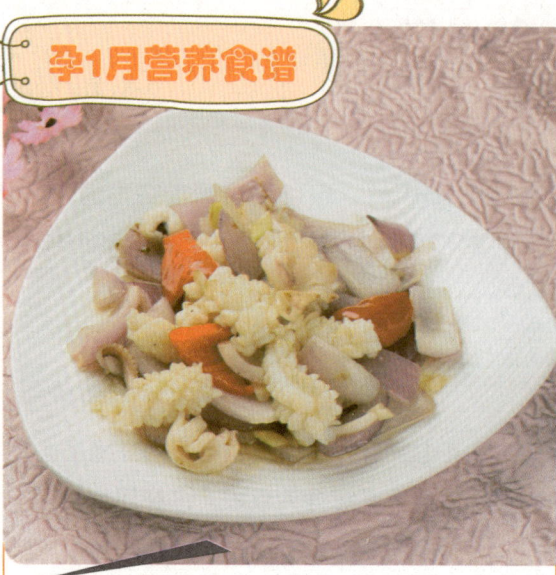

★★ 营养功效 ★★
鱿鱼有滋阴养胃、补虚润肤等功效，本品可为孕妈妈提供丰富的营养。

洋葱炒鱿鱼

◆**原料**▶ 洋葱100克，鱿鱼80克，红椒15克，姜片、蒜末各少许

◆**调料**▶ 盐3克，鸡粉3克，料酒5毫升，水淀粉、食用油各适量

◆**做法**▶
①把洋葱洗净切成片；红椒切开，去籽，切成小块。
②鱿鱼洗净切花刀，再切小块，装碗，加盐、鸡粉、料酒、水淀粉，抓匀，腌渍10分钟至入味。
③将鱿鱼入沸水锅焯水。
④把姜片、蒜末入热油锅爆香，倒鱿鱼卷、料酒，放洋葱、红椒翻炒，加盐、鸡粉、水淀粉炒匀即可。

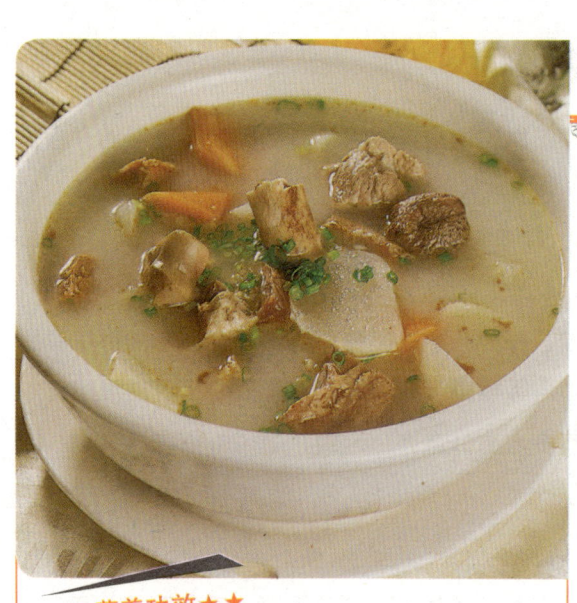

★★ 营养功效 ★★
大骨富含铁、钙、磷等物质，本品可以提供营养，促进胎儿健康。

萝卜炖大骨汤

◆**原料**▶ 大骨800克，白萝卜、胡萝卜各300克

◆**调料**▶ 盐3克，葱花10克，醋少许

◆**做法**▶
①将大骨洗净砸开；白萝卜去皮，洗净，切块；胡萝卜洗净，切块。
②把大骨和白萝卜、胡萝卜放入高压锅内，放入适量清水，淋入醋，压阀炖30分钟左右。
③放盐调味，撒上葱花即可。

三色果仁

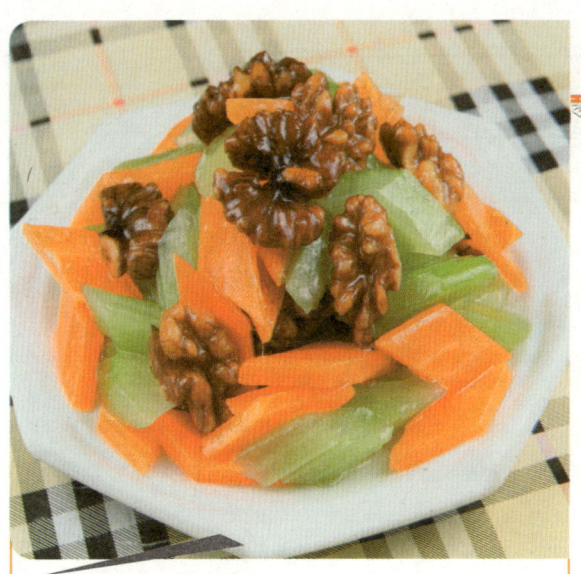

★★营养功效★★
胡萝卜富含胡萝卜素和维生素；本品营养元素全面，可有效防治孕期便秘。

◀原料▶ 胡萝卜、芹菜、熟核桃仁各适量

◀调料▶ 盐、鸡精、白糖、蒜末、食用油各适量

◀做法▶ ①将胡萝卜洗净，去皮切片；芹菜洗净切片。
②锅中注油烧热，加入蒜末爆香，放入胡萝卜片、芹菜片翻炒至断生后，再加入核桃炒匀。
③加入盐、鸡精、白糖调味，起锅，盛出装盘即可。

炝拌莲藕

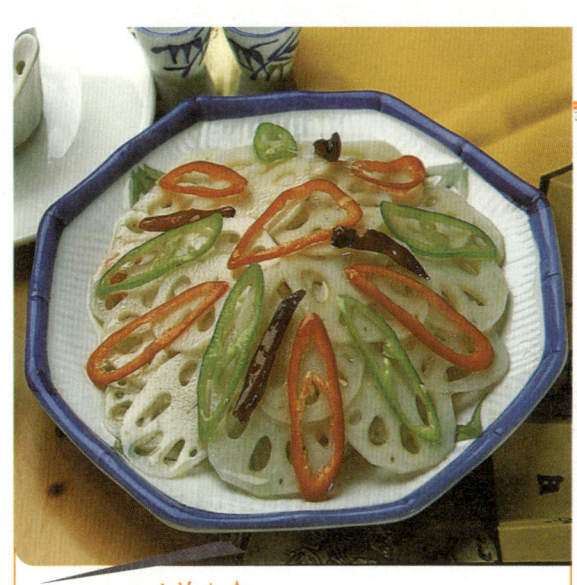

★★营养功效★★
莲藕含有大量的维生素C、丹宁酸，有补心生血、健脾开胃的功效，适合孕妈妈食用。

◀原料▶ 莲藕400克，青椒、甜椒各50克

◀调料▶ 盐4克，白糖20克，干辣椒10克，香油适量

◀做法▶ ①将莲藕洗净，去皮，切薄片；青椒、甜椒均洗净，斜切圈备用。
②将准备好的原材料放入开水中稍烫，捞出，沥干水分，备用。
③将盐、白糖、干辣椒撒在莲藕上；香油烧开后倒在莲藕上，搅拌均匀，装盘即可。

怀孕第2个月（5~8周）

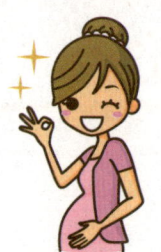

孕妈妈的身体变化

子宫此时约鹅蛋那么大。

① **体重**：孕妈妈体重没有明显增长，有些孕妈妈因为早孕反应体重反而有所下降。

② **子宫**：此时子宫壁开始增厚，变得柔软，但大小、形态还看不出有什么变化。

③ **乳房**：在雌激素和孕激素的共同刺激下，孕妈妈的乳房逐渐长大，乳头和乳晕颜色加深，乳头周围有深褐色结节等现象。另外，乳房有时会有刺痛或者胀痛的感觉。

④ **体温**：基础体温仍然稍高，没有下降。

⑤ **妊娠反应**：大部分孕妈妈会头晕、乏力、嗜睡、流口水、恶心、呕吐、喜欢酸性食物、厌油腻。早孕反应由轻到重，一般将会持续两个月左右。

胎宝宝的身体变化

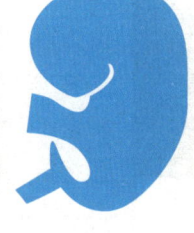

这时胎宝宝的生长发育已由分化前期（受精到形成胚卵）进入分化期（器官形成期），这个月是胚胎器官高度分化和形成期。

① **身长**：1~3厘米

② **体重**：1~4克

③ **四肢**：骨骼处于软体状态。5周时手、脚和尾巴开始发育。7周时，头、身体、手脚可分辨，尾巴逐渐缩短。8周时，用肉眼也可分辨出头、身体和手足。

④ **器官**：眼睛、嘴巴、耳朵开始出现轮廓。

鼻部膨起，外耳开始有小皱纹，人脸的模样基本形成。脑、脊髓、心脏、胃肠、肝脏初具规模，内外生殖器的原型基本能辨认，但从外表上还分辨不出性别。

⑤ **胎盘**：子宫内膜绒毛大量增加，逐渐形成胎盘。

⑥ **脐带**：脐带开始形成，孕妈妈与胎儿的联系进一步得到加强。

孕2月胎教方案

● 情绪胎教：保持心情愉悦

孕2月，胎儿的大脑细胞不断分裂增殖，大脑沟回的轮廓会发育得很明显。如果孕妈妈在这个时候常常保持愉快的心情，胎宝宝也会感受到。

一种愉悦的心境是一帖心灵的安抚剂，如果孕妈妈在孕期能够保持这种心境，将会对胎宝宝的性格产生积极的影响。

● 情绪胎教：加强自我修养

孕期是宝宝成长的阶段，也是孕妈妈成长的阶段。在人生这个最有意义的时刻，孕妈妈的心态在发生变化，看待事物的眼光也将在一定程度上发生变化，而宝宝将会与孕妈妈感同身受。所以，孕妈妈应该多听愉悦的音乐，加强自我修养，这对胎儿性格的形成大有好处。

● 美育胎教：欣赏年画

年画，中国画的一种，是中华民族特有的一种绘画体裁。大都用于新年张贴，具有祝福新年、吉祥喜庆之意。中国民间年画历史源远流长、色彩鲜明、喜庆吉祥、雅俗共赏，孕妈妈可以和胎宝宝一起欣赏一幅新年喜庆题材的年画。

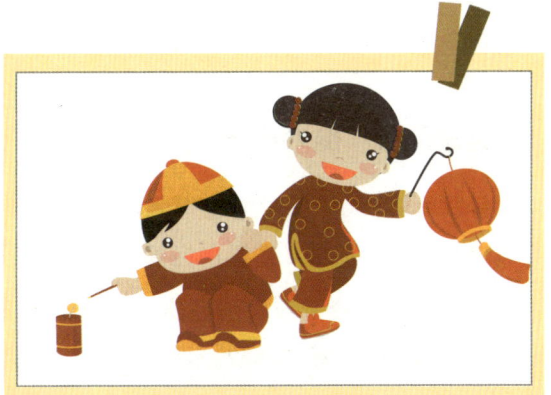

年画中的两个孩子面容俊俏,且带着喜庆的笑容。其中一个男孩子戴着帽子,捂着耳朵,正在点燃鞭炮,而女孩子则扎着两束可爱俏皮的头发,手提着灯笼。他们都穿着大红色的衣服,高兴地感受着这节日所带来的喜悦和快乐。

看到这里,孕妈妈是不是有所感想,想到了什么?可以拿起笔,写下自己此时此刻的欣赏心得。

● 准爸爸胎教:营造良好的家庭氛围

良好的家庭氛围可以让孕妇感到温暖、安心,并能有效消除诸多不利因素的影响,并且这种氛围能传导给胎宝宝,有利于胎宝宝出生后更好地适应外界环境。而在营造家庭氛围方面,准爸爸非常关键。准爸爸要积极创造条件,让家庭温馨舒适,关注孕妈妈的情绪,主动表达爱意,做好孕妈妈与家庭成员的沟通工作,让孕妈妈得到亲人充分的理解、支持和关爱。

● 电影胎教:《宝贝计划》

中文:《宝贝计划》

英文名:Rob-B-Hood

片长:135分钟

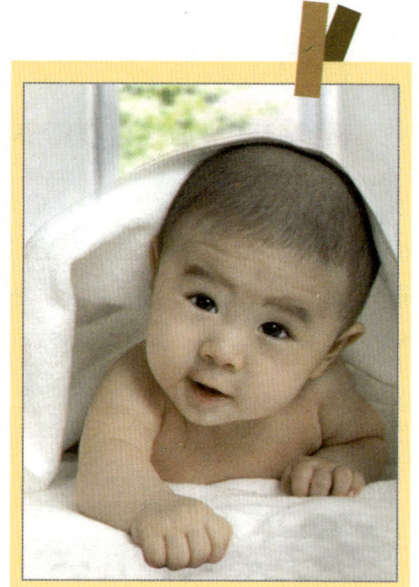

看完这部影片,你会找到触动你灵魂的某个地方,也会遇到令你有所感动的某一刻,无论是那些单纯而真挚的情感,还是那个天使一般的小宝贝,又或是那些充满欢乐的搞笑桥段,到最后都会令你心中充满幸福和感慨。

● 意念胎教:脑呼吸法

怀孕第2个月,正是胎宝宝各器官进行分化的关键时期,孕妈妈可以用意念胎教的方法使胎宝宝发育更加完善。脑呼吸法的具体步骤是:

①熟悉脑的各个部位的名称和位置。孕妈妈闭上眼睛,在心里依次感觉大脑、小脑、间脑的各个部位,想象脑的各个部位并叫出名字,集中注意力。

②保持安静，持续5分钟左右，熟悉方法以后可以增加想象时间。

③想象一下肚子里的宝宝的身体各个部位，在内心感觉宝宝的形象。

● 选择合适的医院和医生

怀孕2个月的时候，孕妈妈的早孕反应会变得强烈起来，而且到了胚胎发育最关键的时期，孕妈妈非常需要正确的指导，此时选择医院和医生，有利于稳定孕妇情绪，增强信心，并有助于做好保健工作。

● 产检注意要点

孕2月，孕妈妈进行产检主要是进一步确认怀孕及排除宫外孕，并通过B超检查观察胎囊和胎心搏动。

①通过B超检查胎囊影像，如果其中见到有节律的胎心搏动和胎动，即可确定是早期妊娠。

②取宫颈黏液涂片，干燥后在光镜下观察，如果见到排列成行的椭圆体，无羊齿状结晶出现，则早期妊娠的可能性大。

③让医生观察子宫是否增大、变得柔软，宫颈是否呈蓝紫色，阴道黏膜是否充血并颜色加深。

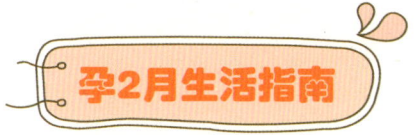

● 缩小活动范围，减少活动量

怀孕2个月，孕妈妈会变得容易疲倦，情绪不稳定，这个时候孕妈妈宜静居安养，不宜待在人多嘈杂的地方，以免引起情绪波动，甚至感染传染病。

● 放松心情，缓解妊娠反应

这个时候孕妈妈早孕反应强烈，孕吐可能比较严重。孕妈妈可以试着放松自己，保持愉悦的心情，也可以少吃多餐；吃些苏打饼干；口含姜片，用橙皮泡水喝。孕吐很严重，并且难以忍受时，可去妇产科求诊。

● 选择合适的胸罩

怀孕2个月后，激素的分泌改变使血流量增加、乳房组织发生变化，乳房肿胀、酸痛，有刺痛感。因此，这时开始要买质地好的、能够适合孕妈妈胸部的胸罩。

● 孕妈妈的洗澡水不可太热

孕妈妈洗澡水不宜太热，否则可能会影响胎宝宝的生长发育，严重的还会造成畸形儿、低体重儿或低能儿。

● 孕妈妈不要浓妆艳抹

化妆品中或多或少都会含有砷、铅、汞之类的有毒物质，涂在皮肤上的时候，会被皮肤和黏膜吸收，并透过胎盘屏障，进入胎宝宝身体中，影响胎宝宝的正常发育，严重会导致胎宝宝发育异常。并且，化妆品某些成分遇阳光与空气会发生化学反应，生成导致胎儿发育异常的物质。

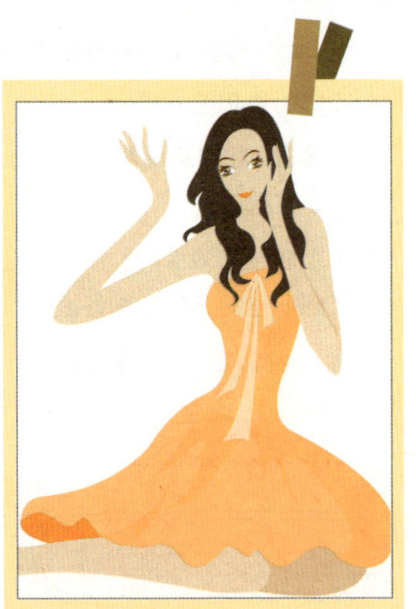

● 远离烟酒

孕妈妈吸烟很容易引起流产或早产，即使胎宝宝正常出生，其身体与智力的发育也比不上健康孕妇生下的婴儿。此外，酒精会影响孕妈妈的健康，进而影响胎宝宝的发育。酒精会使胎宝宝发育缓慢，并影响胎宝宝器官的正常发育，甚至导致胎宝宝发育异常。

● 注意预防感冒

怀孕后,孕妈妈的身体免疫能力会降低,抵抗力下降,成为容易感冒的人群。提前做好预防保健工作,对母子的健康有着重要的意义。每天清晨起床洗漱后,最好用盐水漱口,再喝半杯温开水可以很好地预防感冒。

孕2月妈妈饮食应注意什么

● 吃这些可缓解孕2月孕妈妈呕吐症状

维生素B₆是妊娠呕吐的克星,而富含维生素B₆的食物有:肉类食物如牛肉、鸡肉、鱼肉和动物内脏,全谷类食物如燕麦、小麦麸、麦芽,豆类如豌豆、大豆,坚果类如花生、核桃。而维生素B₆含量最高的为白色肉类(如鸡肉和鱼肉)。

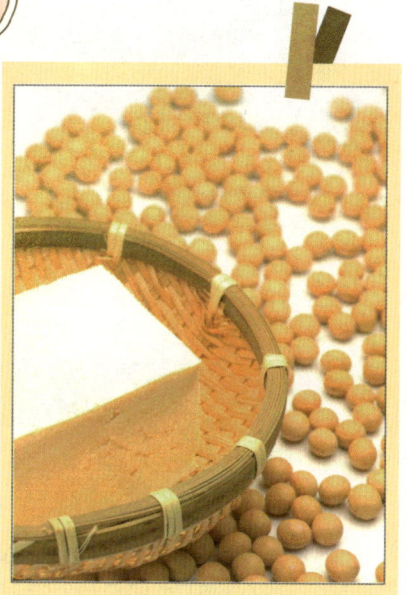

● 孕2月孕妈妈不宜吃的食物

怀孕后,孕妈妈要开始注意饮食,不仅要多吃富含营养的食物,更要注意避免那些不宜食用的食物,如:

容易引发流产的食物:芦荟、螃蟹、甲鱼、薏米、马齿苋、山楂、荔枝等。

煎炸腌制类食物:油条、煎堆、腊肉、腊肠、火腿、咸菜、酱菜等。

刺激性食物:冰棍、雪糕、冰水、果冻、酒、咖啡、辣椒、芥末等。

● 孕妈妈要注意水和矿物质的补充

孕妈妈怀孕2个月,一旦呕吐严重的话,容易引起水盐平衡失调。因此,孕妈妈可适当多吃些矿物质含量丰富的食物,比如干果,并适当饮水。

孕2月营养食谱

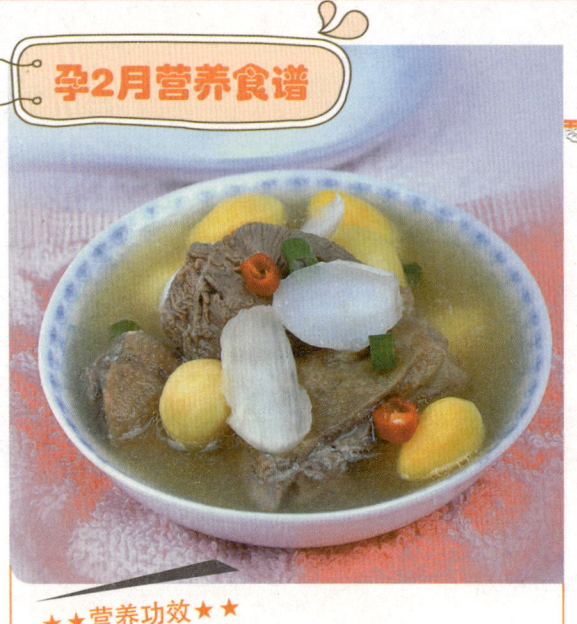

百合白果鸽子煲

◀原料▶鸽子1只，水发百合30克，白果10颗

◀调料▶盐少许，葱段2克

◀做法▶①将鸽子收拾干净，斩块，焯水；水发百合洗净；白果洗净备用。
②净锅上火倒入清水，下入鸽子块、水发百合、白果煲至食材全部熟烂，加盐调味，撒上葱段即可。

★★营养功效★★

鸽子肉营养丰富，补血养颜；本品有很好的补气养心之效。适合孕妇食用。

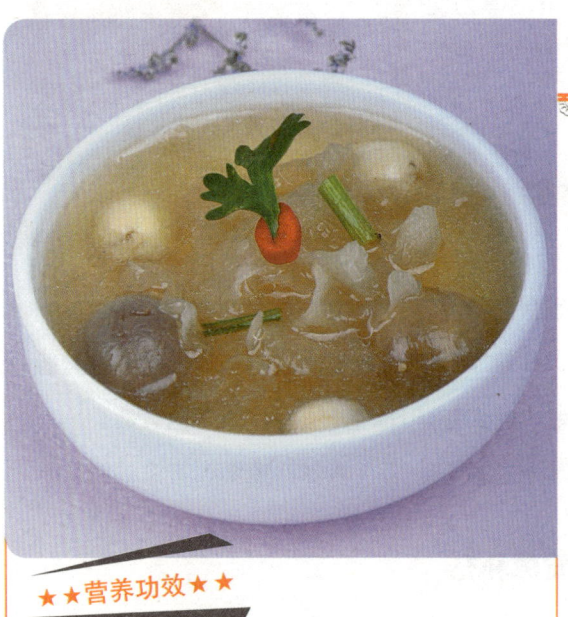

银耳桂圆莲子羹

◀原料▶水发银耳150克，莲子100克，桂圆50克

◀调料▶清汤适量，冰糖50克

◀做法▶①将水发银耳洗净撕块，莲子、桂圆洗净备用。
②砂锅上火，倒入清汤，调入冰糖，用大火煮沸，下入莲子、银耳、桂圆煲至熟即可。

★★营养功效★★

银耳富含天然特性胶质，加上滋阴作用，可以润肤。本品营养滋润，是孕期的佳品。

草莓樱桃苹果煎饼

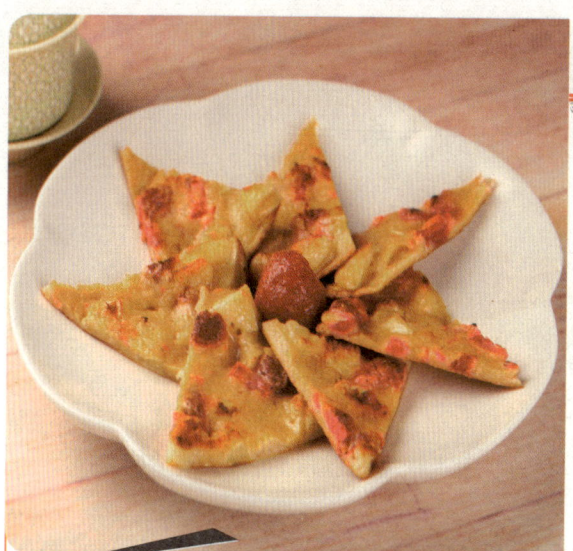

◀原料▶ 草莓80克,樱桃60克,苹果90克,鸡蛋1个,玉米粉、面粉各60克

◀调料▶ 橄榄油5毫升

◀做法▶ ①将草莓洗净切成小块;樱桃洗净切成小块;苹果洗净切成小块;鸡蛋打开,取蛋清装碗。
②将面粉倒入碗中,加入玉米粉、蛋清,搅匀,加入清水,继续搅拌,放入水果块,拌匀。
③锅中注入橄榄油烧热,倒入水果面糊,摊成饼状,用小火煎至两面焦黄色。
④将煎饼切成小块,装盘即可。

★★营养功效★★

樱桃富含铁和蛋白质,苹果富含维生素和糖分,本品可为孕妇提供丰富的营养物质。

芹菜拌腐竹

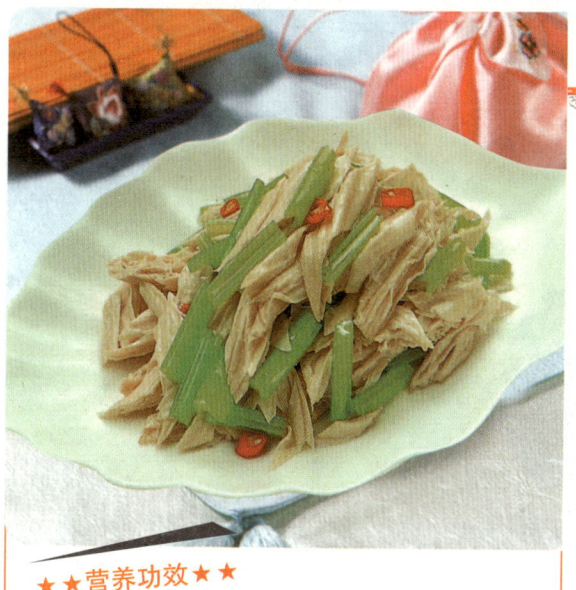

◀原料▶ 芹菜、腐竹各200克,红椒20克

◀调料▶ 食用油10克,盐2克、味精3克,香油少许

◀做法▶ ①将芹菜洗净,切段;红椒洗净切圈,与芹菜一同放入开水锅内焯烫,捞出沥干。
②腐竹用清水泡发,切段。
③将芹菜、腐竹、红椒圈放入盘中,调入盐、味精、香油,拌匀即可。

★★营养功效★★

芹菜富含铁元素和膳食纤维。本品口味清新,可以补血养颜,为孕妈妈提供营养。

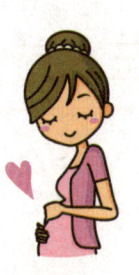

怀孕第3个月（9~12周）

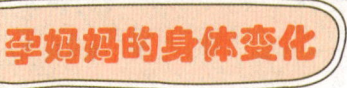

孕妈妈的身体变化

子宫约有孕妈妈的拳头大小。

①体重： 孕妈妈开始食欲增加，下降的体重逐渐回升。

②子宫： 下腹部还未明显隆起，子宫在孕3个月末时，已如母体拳头大小。

③乳房： 乳房胀痛，开始进一步增大，乳晕和乳头色素沉着更明显，颜色变黑。

④妊娠反应： 怀孕第3个月的前2周，是妊娠反应最严重的阶段，之后随着孕周的增加反而开始减轻，不久将自然消失。

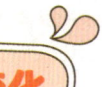

胎宝宝的身体变化

孕早期在本月就要结束了，3个月来胎儿发生了巨大的变化。仅仅80多天的时间，胎儿就初具人形了。

①胎长： 3~10厘米

②胎重： 4~40克

③四肢： 整个身体中头显得格外大；尾巴完全消失；眼睛及手指、脚趾清晰可辨。四肢在羊水中已经能自由活动，左右腿还可交替做屈伸动作，双手能伸向脸部。

④器官： 面颊、下颌、眼睑及耳郭已发育成形，颜面更像人脸。肋骨、皮下血管、心脏、肝脏、胃肠更加发达；自身形成了血液循环；外生殖器分化完毕，可辨认出胎宝宝的性别。

⑤胎动： 这时胎宝宝活动并不强烈，孕妈妈暂时还不能感觉到胎动。

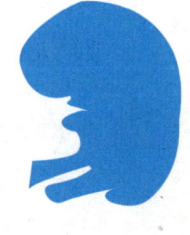
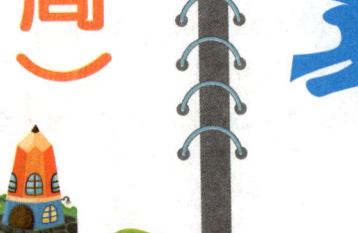

孕3月胎教方案

● 情绪胎教：看看天空中的云

当孕妈妈情绪不佳的时候，可以坐在窗口或是坐在公园的长椅上，抬头看看天空中的白云，想象一下它们像什么，像一只白兔或者一艘小船？

在那片湛蓝的天空里，心情也会渐渐变好，你的头脑也会暂时闲下来，生活中所有的烦恼，都随着云慢慢地飘走了。而胎宝宝会与你一起，享受这生命中美好的时光。

● 音乐胎教：欣赏《云雀》

人类是大自然的杰作，我们常常说，大自然是我们的母亲，孕妈妈亲近大自然不仅仅是自我的回归，也可以让胎宝宝一起领略到大自然浑然天成的魅力。听一曲胎教音乐，可以让心灵回归自然，激发孕妈妈和胎宝宝的感知能力，比如《云雀》正是这样的音乐。

《云雀》这首曲子欢快流畅，婉转动听，孕妈妈可以在胎动的时候随时拿出来听，若是喜欢，在以后的几个月里也可以重复听一个曲子。

● 知识胎教：培养宝宝的兴趣

孕妈妈对宝宝一定有过不少美好的期许，想象过宝宝以后会成为什么样的人。幸运的是，孕妈妈的愿望是可以实现的！不少事实证明，孕妈妈接触到的事物宝宝可以感受到甚至有记忆，比如，如果孕妈妈孕期常学习文学、音乐，胎宝宝也会受到孕妈妈求知欲的刺激，出生后便会对文学以及音乐有着莫名的兴趣与天赋。

● 电影胎教：《地球上的星星》

中文：《地球上的星星》
英文名： Taare Zameen Par
片长： 165分钟

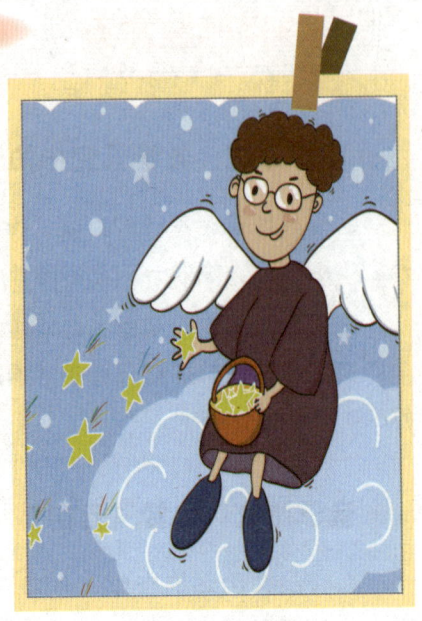

《地球上的星星》是一部印度影片。在这部电影里面，有一个可爱的小男孩，他的世界充满了别人不以为然的惊奇：色彩、鱼儿、小狗还有风等。然而，这些对大人的世界却并不那么重要，他们对家庭作业、分数和整洁更感兴趣。在学校，小男孩好像什么也做不对，一个年轻的男老师用时间、耐心和关爱帮小男孩找回自己的快乐。

这是一部洋溢着童真、包容、善良与阳光的电影，温暖且发人深省。

成年人习惯用成年人的思维去看待周围的一切，但是，小孩思考问题并不和大人一样。不管是在怀孕的时候，还是宝宝出生以后，准爸爸和孕妈妈如果能试着从孩子的角度，多和宝宝或胎宝宝沟通、交流，结果会有很大的不同。

● 意念胎教：适当抚摸

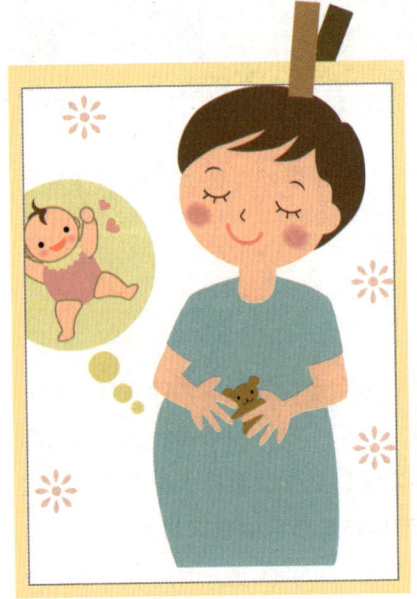

孕3月胎宝宝初具人形，感受能力进一步增强，甚至可以有轻微的活动反应，比如踢腿、吃手指、转身等；孕妈妈可以通过抚摸胎儿与其沟通信息、交流感情。在早晨或者晚上，孕妈妈可以平躺在床上，全身放松，用一个手指轻轻按一下胎宝宝再抬起，胎宝宝会有轻微胎动以示反应。这时，孕妈妈的心情与胎宝宝的反应会逐渐联系起来。这种抚摸时间不宜过长，以每次5~10分钟为宜，以保证胎宝宝充分休息。

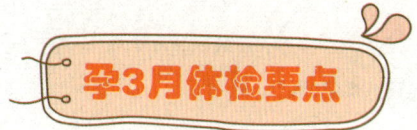

孕3月体检要点

● 孕3月产检项目

大多数孕妈妈在孕3月左右开始进行第1次正式产检,由于此时已经进入相对稳定的阶段,一般医院会给孕妈妈办理《孕妇健康手册》。之后,医生为每位孕妈妈做各项产检时,也会依据手册内记载的检查项目分别进行并作记录。

(1)量身高

医生将通过身高和体重的比例来估算孕妈妈的体重是否过重或过轻以及盆骨大小,以便及早调整。

(2)测体重

通过孕妈妈的体重间接检测胎宝宝成长,属必检项目。

(3)量血压

属必检项目,血压高是先兆子痫的症状之一,会影响胎宝宝的发育成长。

(4)询问病史

孕妈妈及家属得过哪些病,半年内是否接触有害物质等以及孕妈妈的月经史、婚姻史等。

(5)测宫高、腹围

测量宫高及腹围,根据宫高画妊娠图曲线可以了解胎宝宝在宫内发育情况。

(6)血常规检查

检查血红蛋白,判断孕妈妈是否贫血。检查血型,防止新生儿溶血症。

(7)尿常规检查

检查尿液中是否有蛋白、糖,是否有妊娠高血压等疾病的出现。

(8)肝、肾功能检查

检查孕妈妈有无肝炎、肾炎等,否则怀孕时肝脏、肾脏的负担会加重。

(9)测艾滋病抗体

检查孕妈妈是否感染了艾滋病,防止母婴传染。

(10) 测甲胎蛋白

筛查神经疾病，如无脑儿及脊柱裂。正常值：<20。

(11) 检查乙肝六项

检查孕妈妈是否感染有乙肝病毒。如果已经感染则需转到传染病专科医院去生产。

(12) 检查丙肝病毒

检查孕妈妈是否感染丙型肝炎病毒，如果已经感染要转到传染病专科医院去生产。

(13) 心电图

排除心脏疾病，以确认孕妈妈能否承受分娩，如心电图异常，可进一步进行心脏检查。

- **孕3月产检注意事项**

①此前没有做过婚检、孕检的人，孕3月体检的时候还要增加地中海贫血的筛查。家里养宠物的人，要增加寄生虫检查。

②此次产检所做检查项目相对较多，这是为了全面检查孕妈妈的健康情况。最好带上准爸爸一起检查，并且要了解他的直系亲属及家族成员的健康情况。

孕3月生活指南

- **淋浴比盆浴更好**

淋浴不会使污水进入孕妈妈的阴道，可避免不必要的产前感染。

- **注意不要用眼过度**

怀孕3个月，眼角膜的敏感度会降低，眼睛容易出现充血、感觉疲劳等不适症状。所以，孕妈妈要多注意休息，不要用眼过度。

- **注意防晒**

怀孕后由于激素作用，容易长雀斑，而紫外线照射会加重，所以孕妈妈日常外出时要做好防晒工作。

• 注意锻炼身体

怀孕后孕妈妈韧带松弛，大腹部导致脊椎向前突增加，并压迫腰部神经。因此，孕妈妈可以多参加些家务，注意锻炼腰背肌肉。

孕3月妈妈饮食应注意什么

• 注意饮食要多样化

第3个月是胎儿大脑和骨骼发育的初期，营养的需求量日益增多，孕妈妈不仅要加强蛋白质的摄入，还要注意脂肪、钙、维生素、叶酸以及矿物质的补充。

• 拒绝生食或未熟透的食物

生食或未熟透的食物，一方面不利于消化，另一方面可能含有致病细菌，食用后可能产生无法预计的危害。所以，孕妈妈切勿食用这类食物，尤其是生的肉类，禽蛋也不可以。

• 骨头汤适当熬煮才有营养

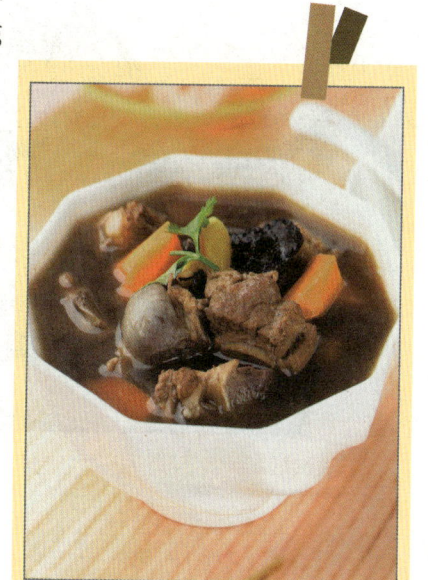

骨头汤营养美味，是众多孕妈妈喜爱的汤品。但需要注意的是，骨头汤不是熬得越久越好。熬煮骨头汤时间过长会破坏营养，并增加脂肪含量。骨头汤最好的熬煮方法是用压力锅煮至骨头熟软，熟了以后就不要再继续熬煮了。

孕3月营养食谱

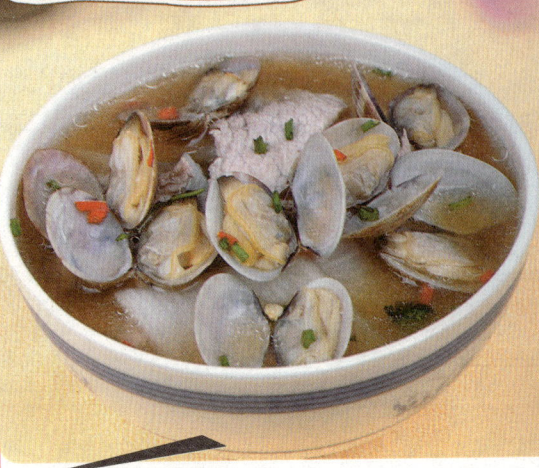

山药肉片蛤蜊汤

◀原料▶ 蛤蜊120克，山药45克，猪肉30克

◀调料▶ 盐3克，香菜末5克，香油2克

◀做法▶ ①将蛤蜊洗净；山药去皮洗净切成片；猪肉洗净切片，备用。
②净锅上火倒入水，加盐，下入肉片烧开，打去浮沫，下入山药煮8分钟，再下入蛤蜊煲至熟，撒入香菜末，淋入香油拌匀调味即可。

★★ 营养功效 ★★

蛤蜊含丰富的蛋白质及多种矿物质。本品鲜美开胃，可养心润肺，适合孕期食用。

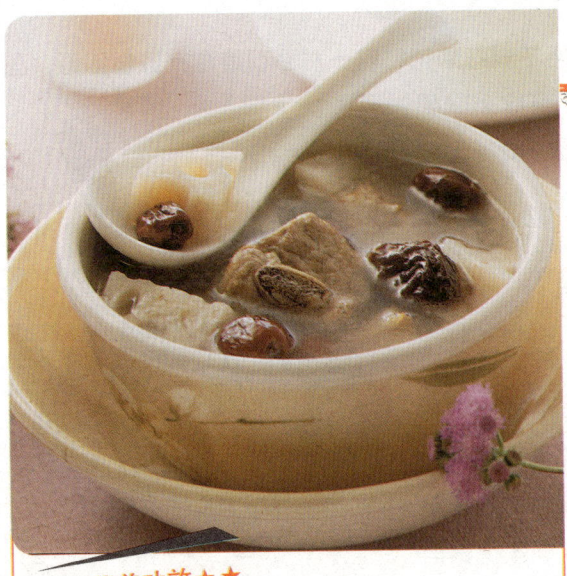

双枣莲藕炖排骨

◀原料▶ 莲藕600克，排骨250克，红枣10颗，黑枣10颗

◀调料▶ 盐6克

◀做法▶ ①将排骨洗净斩件，焯烫，打去浮沫，捞起冲净。
②莲藕削皮，洗净，切成块；红枣、黑枣均洗净去核。
③将所有材料盛入锅内，加水适量，大火煮沸后转小火炖煮约60分钟，加盐调味即可。

★★ 营养功效 ★★

红枣、黑枣都是滋补的佳品，莲藕可健脾开胃。本品可补血养血，是孕期的佳品。

洋葱鸡

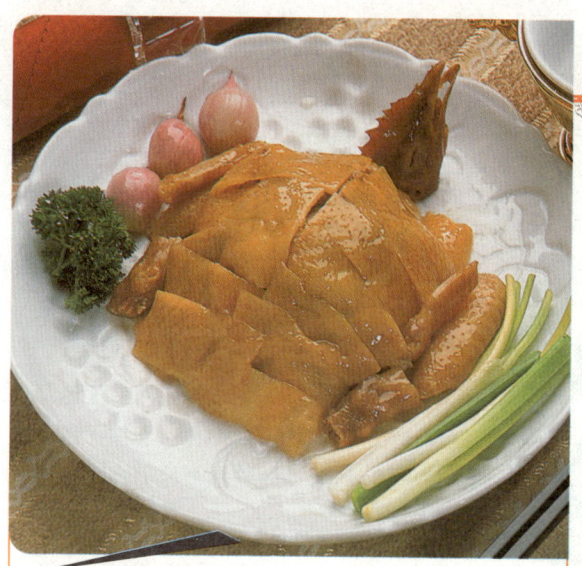

◀原料▶ 鸡、小洋葱各适量

◀调料▶ 盐、味精、醋、老抽、香油、葱各适量

◀做法▶ ①将鸡洗净；葱洗净取葱白；小洋葱洗净。将盐、老抽调成汁，均匀涂抹在鸡身上，腌制5分钟。

②将鸡放入蒸锅中蒸熟取出，切成块，并装入碗中，加入盐、味精、醋、老抽、香油拌匀，摆盘。

③食用时用小洋葱、葱白搭配。

★★ 营养功效 ★★

鸡肉有温中益气、补精填髓、益五脏、补虚损的功效。本品适合孕期食用。

板栗鸡翅煲

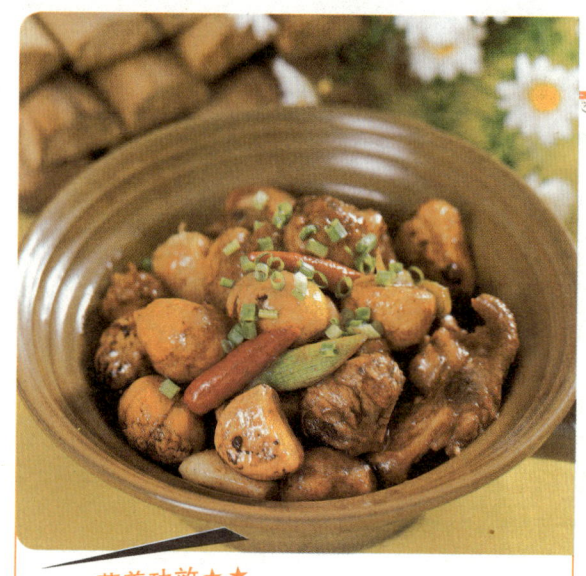

◀原料▶ 板栗250克，鸡翅500克

◀调料▶ 盐5克，味精3克，料酒、姜片、淀粉各10克，香油、蒜蓉各15克，葱花20克，白糖8克，食用油少许

◀做法▶ ①将板栗去壳洗净；鸡翅洗净斩件，加盐、料酒腌10分钟。

②锅中加油烧热，放入腌好的鸡翅稍炸后捞出沥油。

③砂锅注油烧热，放入蒜蓉、姜片爆香，加鸡翅、板栗、料酒和适量清水同煲至熟，调入白糖、盐、味精，用淀粉勾芡，撒上葱花，淋入香油即可。

★★ 营养功效 ★★

鸡肉可为人体提供生长发育的必需营养，板栗富含淀粉和矿物质。本品是孕期最佳食谱。

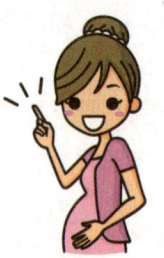

怀孕第 4 个月（13～16 周）

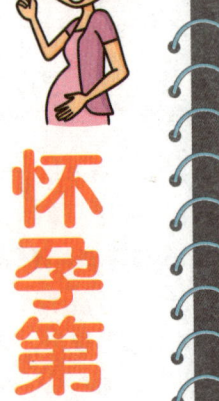

孕妈妈的身体变化

此时子宫约有准爸爸的拳头大小。

①**体重**：孕妈妈食欲增加，体重也随之增加。

②**子宫变化**：现在孕妈妈的子宫增大，腹部也隆起，看上去已是标准的孕妈妈模样。

③**乳房变化**：孕妈妈已能感到乳房在增大，并且乳周发黑，乳晕更为清晰。乳头已经可以挤出一些乳汁了，看上去就像刚分娩后分泌出的初乳。

④**阴道分泌物**：阴道分泌的"白带"增多，它是阴道和宫颈的分泌物，是非常自然的现象。正常的分泌物应是白色、稀薄、无异味的，如果分泌物量多而且颜色、性状有异常，应请医生检查。

⑤**尿频、尿急**：增大的子宫开始压迫位于前方及后方的膀胱和直肠，膀胱容量减少，因此出现了排尿间隔变短，排尿次数增加，总有排不净尿的情况，导致孕妈妈总想如厕。但孕妈妈千万不要刻意不喝水或憋尿，免得造成尿路感染。而且这个月的尿频情况慢慢会有所减少。

⑥**妊娠反应**：早孕反应自然消失，孕妈妈身体和心情都轻松多了。

胎宝宝的身体变化

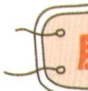

现在胎宝宝的身体在迅速成长，脐部与母体联结的脐带开始成形，可以进行营养与代谢废物的交换。

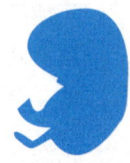

① **胎长**：10~18厘米

② **胎重**：40~160克

③ **四肢**：肌肉、骨骼继续发育，胎宝宝的手脚稍微能活动。

④ **五官**：头渐渐伸直，脸部已有了人的轮廓和外形，还长出一层薄薄的胎毛，头发也开始长出；下颌骨、面颊骨、鼻梁骨等开始形成，耳郭伸长；牙槽内开始出现乳牙牙体。

⑤ **器官**：脊柱、肝、肾都"进入角色"，皮肤逐渐变厚，不再透明。听觉器官基本完善，对声音刺激开始有反应。

⑥ **胎动**：胎宝宝力气小，所以孕妈妈还不能明显感到胎动。现在胎动时孕妈妈会有像喝了饮料后胃肠蠕动的感觉。注意记录下第一次胎动的时间，下次去医院做检查时告诉医生。

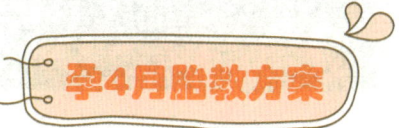

孕4月胎教方案

● 想象胎教：塑造理想的宝宝

孕4月时，胎宝宝头部逐渐形成，五官开始分化，孕妈妈可以通过想象强化孩子的形象。有研究发现，孕妈妈在构想孩子形象的时候，情绪可达到最佳状态，使体内美容激素增加，从而促进胎宝宝的身体构造以及皮肤发育；而且这种精神活动会与胎宝宝相通，孕妈妈的愉悦可以感染胎宝宝，对胎宝宝的个性形成以及思维活动大有好处。也就是可以由内而外塑造一个理想的宝宝。

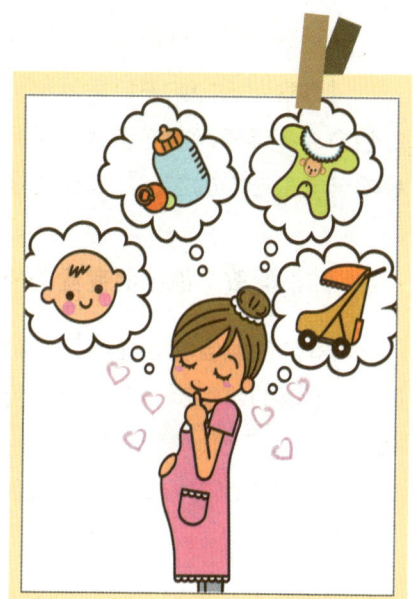

● 语言胎教：《你是人间四月天》

《你是人间四月天》

我说你是人间的四月天；

笑响点亮了四面风；轻灵

在春的光艳中交舞着变。

你是四月早天里的云烟，
黄昏吹着风的软，星子
在无意中闪；细雨点洒在花前。
那轻，那娉婷，你是；鲜妍
百花的冠冕你戴着；你是
天真，庄严；你是夜夜的月圆。
雪化后那片鹅黄，你像；新鲜
初放芽的绿，你是；柔嫩，喜悦
水光浮动着你梦中期待的白莲。
你是一树一树的花开，是燕
在梁间呢喃，——你是爱，是暖，
是诗的一篇；你是人间的四月天！

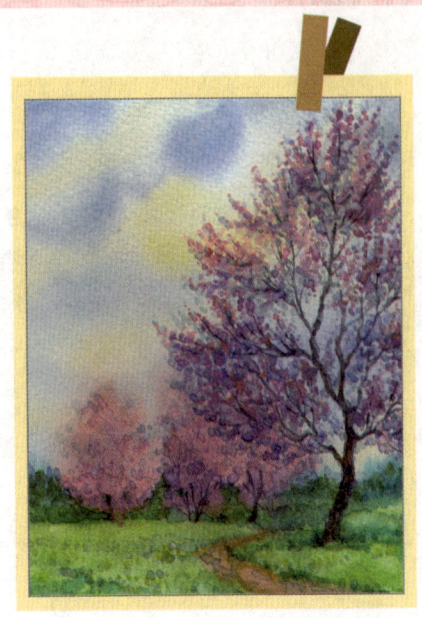

《你是人间四月天》是林徽因的经典诗作，朗诵这首诗歌的时候，孕妈妈一定也有很多话想对胎宝宝说，想象胎宝宝是四月的风，让孕妈妈想跟着起舞；想象胎宝宝是四月的花，让孕妈妈在芬芳里陶醉。

● 知识胎教：训练胎宝宝的听觉、视觉、触觉

孕4月的胎宝宝对光线开始敏感，有科学工作者在对母亲腹壁直接进行光照射时，采用B超探测观察见到胎宝宝出现躲避反射、背过脸去，同时有睁眼、闭眼活动。除了可以感受孕妈妈情绪上的变化外，胎宝宝对外界的感知也逐渐形成。孕妈妈可以在听觉、视觉、触觉上逐一开展对胎宝宝的胎教。

（1）听觉

孕妈妈可以适当跟胎宝宝说话或唱歌，胎宝宝很容易就能辨识妈妈的声音以及心跳，孕妈妈满怀爱意话语、歌声以及心跳声会被宝宝记住，并将成为最佳抚慰方式之一。此外，孕妈妈宜多处在声音和谐的环境中，不要长时间停留在嘈杂刺耳的场所。

（2）视觉

可用手电筒，一闪一灭直接放在母亲腹部进行光线照射，每日3次，每次30秒钟，对胎宝宝进行视觉训练，这可促进视觉发育，增加视觉范围，同时可

强化昼夜周期,让胎宝宝晚上睡觉,白天觉醒。同时需要注意,切忌用强光照射,也不宜照射时间过长。

(3) 触觉

孕3月的胎宝宝就开始有了触觉,孕4月胎宝宝的触觉会加强,并对触碰做出反应。因此,孕妈妈最好可以定时抚摸腹部,每次5~10分钟。抚摸时,胎宝宝会以脚踢作为回应,这时可以顺着方向抚摸,引导胎宝宝作出反应。

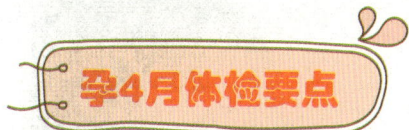

孕4月体检要点

● 孕4月产检项目

(1) 测量宫高、腹围

测量孕妈妈的宫高及腹围,检查胎宝宝的发育情况。

(2) 尿常规检查

检查是否有妊娠高血压等疾病出现。

(3) 水肿检查

孕妇如果出现下肢水肿,且指压时有明显凹陷,休息后水肿也不消退,需进行血压测量,以判断是否有妊娠高血压综合征。

(4) 唐氏筛查

检测胎宝宝是否有出生缺陷,比如:唐氏综合征、神经管缺陷或其他染色体异常等。

(5) 听胎心音

听到胎心音即可表明腹中的胎宝宝为活胎。

● 什么是唐氏筛查

唐氏综合征又称为21三体综合征,是指患者的第21对染色体比正常人多出一条,是最常见的染色体非整倍体疾病。患有这种疾病的人具有严重的智力障碍,并伴有复杂的心血管疾病。

唐氏筛查是一种通过抽取孕妇血清，检测母体血清中甲型胎儿蛋白、绒毛促性腺激素和游离雌三醇的浓度，并结合孕妇的预产期、体重、年龄和采血时的孕周等，计算生出先天缺陷胎儿的危险系数的检测方法。

孕4月生活指南

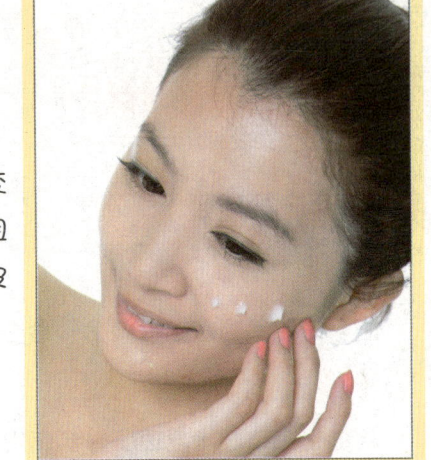

● 注意保养皮肤

孕4月时，孕妈妈皮肤色素沉着开始变得明显，皮肤甚至开始失去光泽，变得粗糙，这时应尽量避免日光直射，并按摩皮肤，或适当搽一些橄榄油。

● 穿着要轻松

孕妈妈的体型开始发生比较大的变化，穿着以松软、宽大为宜，不要穿紧束内衣及衣裤。鞋底要有防滑纹，不穿硬底的高跟鞋或皮鞋。

● 左侧卧睡眠为佳

左侧卧位可减轻子宫对孕妇主动脉及髂动脉的压迫，维持正常子宫动脉的血流量，保证胎盘的血液供给。还可改善脑组织的血液供给，减轻妊娠高血压综合征的发生。

● 注意保护腹部

孕4月的妈妈腹部日渐隆起，所以要注意腹部的保养，穿衣、睡觉时不要让腹部着凉，或者碰伤。

常散步

孕4月,胎盘发育已完全,流产的可能性减少,适当活动大有好处。散步既可促进血液循环,又可以增加肺部的通气量。

孕4月妈妈饮食应注意什么

避免过多脂肪和过分精细的饮食

孕4月,孕妈妈的早孕反应已消失,食欲增加,加上胎宝宝发育需要的营养也不断增加,孕妈妈需要摄入更多的营养才可以满足需要。这时孕妈妈各方面的营养都要加强,但是要注意避免摄入过多脂肪,因为脂肪容易增强饱腹感,从而减少其他营养的摄入,而且容易致孕妇发胖,超过理想的增重值。另外,过分精细的饮食往往营养成分比较单一,所以孕妈妈宜多吃粗杂、干净的食物。

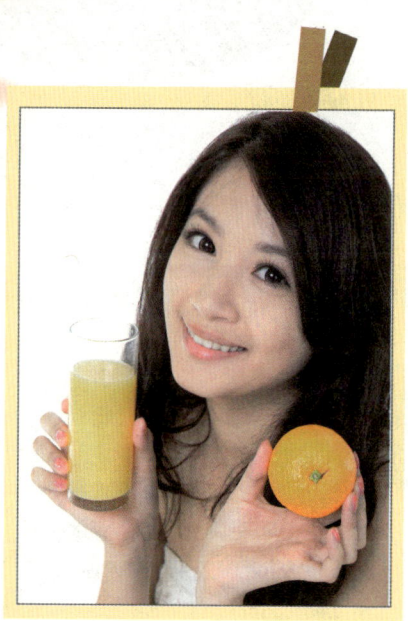

孕妈妈不宜节食

孕妈妈在孕期要比孕前增重10~15千克,才可以满足正常怀孕的条件,所以增重是必要的,如果为了保持形体美而节食,很容易造成营养不良,甚至引发早产、流产以及死胎的发生。

适当补钙,过犹不及

在怀孕期间,胎宝宝的发育以及母体本身都不可缺少钙,对钙的需求量大,而且意义也重大。但这并不意味着钙补充得越多就越好。如果孕妇盲目补钙,大量服用补钙制剂,血中钙浓度过高,会使自己软弱无力,心律失常,还可能会导致胎宝宝患高钙血症,甚至改变胎宝宝的正常骨骼。

孕4月营养食谱

韭菜猪血汤

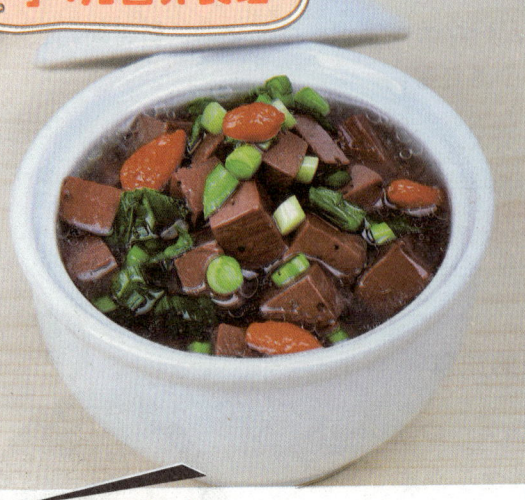

◀原料▶ 猪血200克，韭菜100克，枸杞10克

◀调料▶ 花生油20毫升，盐适量，鸡精、葱花各3克

◀做法▶ ①将猪血清洗干净，切小丁焯水；韭菜清洗干净切末；枸杞清洗干净备用。
②将锅上火倒入花生油，将葱花炝香，倒入水，调入盐、鸡精，下入猪血、枸杞煲至入味，撒入韭菜末即可。

★★营养功效★★

猪血富含血红素铁；韭菜则能益脾健胃，行气理血。本品可补血养气，对孕妇有益。

清汤黄鱼

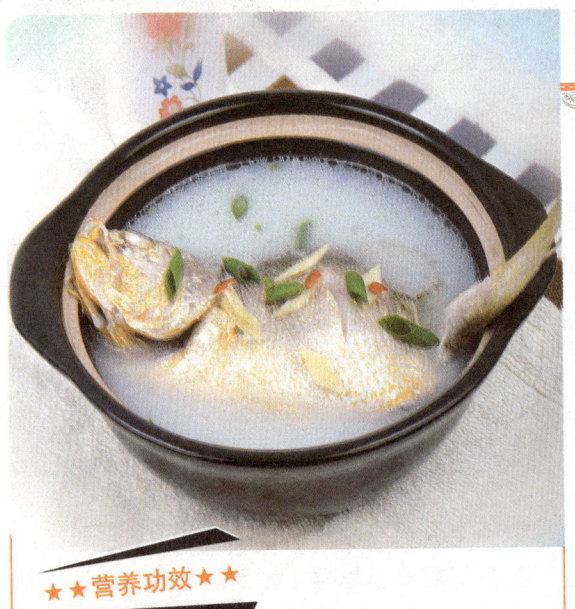

◀原料▶ 黄鱼1条

◀调料▶ 盐5克，葱段、姜片各2克

◀做法▶ ①将黄鱼宰杀后处理干净，备用。
②净锅上火倒入水，放入葱段、姜片，再下入黄鱼，用中火煲至熟，调入盐拌匀调味即可。

★★营养功效★★

黄鱼肉质鲜嫩，所含的钙有利于胎宝宝骨骼的生长以及发育。

蛤蜊蒸水蛋

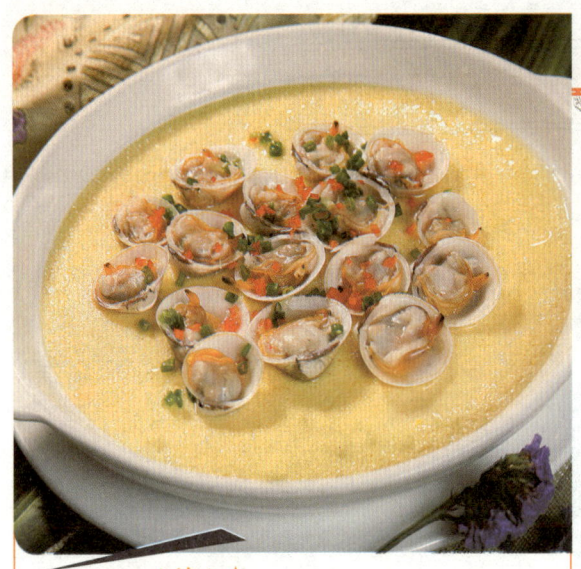

◀原料▶ 蛤蜊250克,鸡蛋3个

◀调料▶ 盐3克,葱、红椒各15克,料酒、花生油各适量

◀做法▶ ①将蛤蜊洗净,用盐、料酒腌渍一会儿备用;葱洗净,切花;红椒去蒂洗净,切粒。

②鸡蛋去壳打散,加少许盐、花生油、适量清水拌匀,入锅蒸熟后取出。

③锅入水烧开,加剩余盐,放入蛤蜊汆熟,捞出沥干,摆在蒸水蛋上,撒上红椒粒、葱花即可。

★★营养功效★★

蛤蜊含丰富的蛋白质、脂肪、碳水化合物和多种矿物质,有滋阴润燥的作用,是孕期佳品。

枸杞大白菜

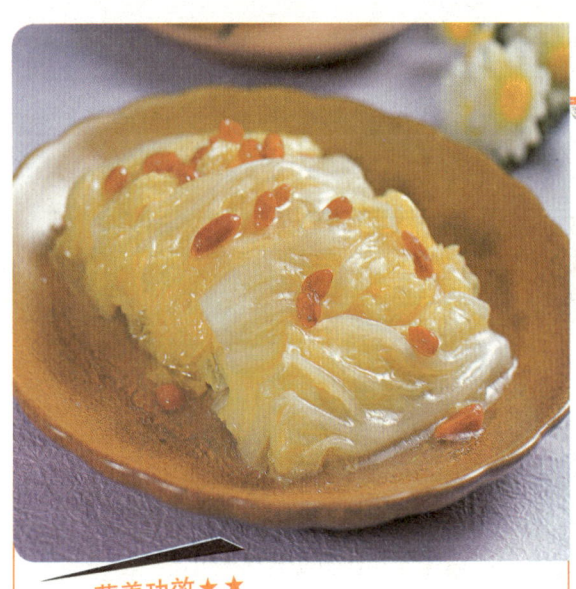

◀原料▶ 大白菜500克,枸杞20克

◀调料▶ 盐3克,鸡精3克,上汤适量,水淀粉15克

◀做法▶ ①将大白菜清洗干净切片;枸杞入清水中浸泡后清洗干净。

②锅中倒入上汤煮开,放入大白菜煮至软,捞出放入盘中。

③往汤中放入枸杞,加盐、鸡精调味,用水淀粉勾芡,淋在大白菜上即可。

★★营养功效★★

大白菜可改善胃肠道功能,并提高人体免疫力,促进骨骼生长,适合孕妈妈食用。

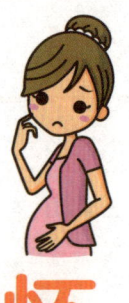

怀孕第 5 个月（17~20 周）

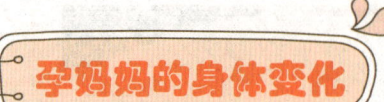

你的腹部已经显现出来了，而你的身心都进入稳定期。子宫此时约如儿童的头一般大小。

① **体重**：孕妈妈一般最少增加了2千克体重，有些也许会达到5千克。

② **子宫**：此时可测得子宫宫底高度在耻骨联合上缘的15~18厘米处。胎宝宝19周的时候，孕妈妈的子宫底每周会升高1厘米。

③ **乳房**：乳房比以前膨胀得更为显著，有些孕妈妈还能挤出透明、黏稠、颜色像水又微白的液体。臀部也因脂肪的增多而显得浑圆，从外形上开始显现出丰满的样子。

④ **尿频、尿急**：这个月子宫在腹腔内慢慢增大，对膀胱的刺激随之减轻，所以尿频现象基本消失。

⑤ **妊娠反应**：早孕反应自然消失，孕妈妈的身体和心情都舒爽多了。

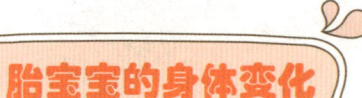

胎儿的感觉器官进入成长的关键时期，大脑开始划分专门的区域进行嗅觉、味觉、听觉、视觉以及触觉的发育。现在孕妈妈能感到胎宝宝在经常运动，想必内心一定感到无比幸福吧！

① **胎长**：18~25厘米

② **胎重**：160~300克

③ **四肢**：手指、脚趾长出指甲，并呈现出隆起，胎宝宝还会用口舔尝、吸吮拇指，就像在

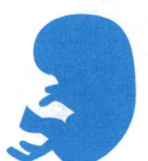

品尝手指的味道。

④器官：此时胎宝宝的头已占全身长的1/3，耳朵的入口张开，牙床开始形成；头发、眉毛齐全。由于皮下脂肪开始沉积，皮肤变成半透明样，但皮下血管仍清晰可见；骨骼和肌肉也越来越结实。生殖器已清晰可见。胎宝宝的听力形成。此时开始能够吞咽羊水。肾脏已经能够制造尿液，感觉器官开始按照区域迅速发展。

⑤胎动：孕5月是刚刚开始能够感知到胎动的时期。这个时候的胎宝宝运动量不是很大，动作也不激烈，孕妈妈通常觉得这个时候的胎动像鱼在游泳，或是在"咕噜咕噜"吐泡泡，跟胀气、肠胃蠕动或饿肚子的感觉有点像，没有经验的孕妈妈常常会分不清。此时胎动的位置比较靠近肚脐。

孕5月胎教方案

● 语言胎教：让宝宝口齿伶俐

孕5月胎宝宝又成长了一步，懂得的东西更多了，这个时候可以对胎宝宝进行语言胎教了。语言胎教最好由准爸爸妈妈一起进行，可以与胎宝宝进行简单的对话，可以给胎宝宝讲故事，还可以有目的地教育胎宝宝一些生活、做人的道理。

语言胎教可以给胎宝宝的大脑输入优质的信息，使胎宝宝的大脑功能得到锻炼强化，出生后的宝宝会思维敏捷，表达能力强。

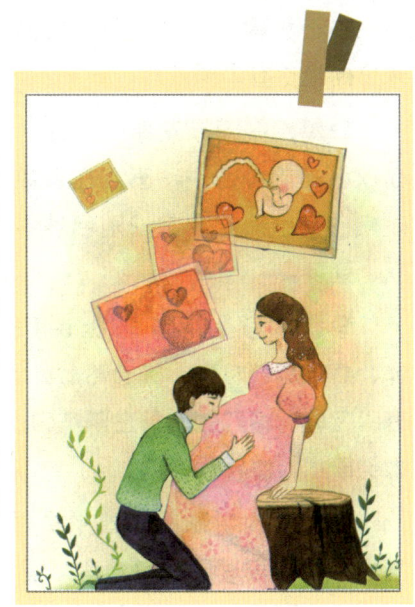

● 语言胎教注意事项

（1）语言要形象丰富

进行语言胎教时，不要简单地读出来，而要带有感情，抑扬顿挫，高低起伏，像配音人员一样加入真正的感情，这样才能有感染力，引起胎宝宝的注意。

（2）胎教时间要适当

对胎宝宝进行语言胎教应简单明了，不应过于复杂。比如念故事，宜念简单短小的故事,不要长篇久读。这样孕妈妈才可以做到表达清晰,胎宝宝才会接受。

(3)顺其自然

进行语言胎教时,尤其是孕妈妈跟胎宝宝交流的时候,不要过于期待胎宝宝的反应,期待马上见到效果,因为胎宝宝的能力有限。过分期待只会引起不必要的压力,并使孕妈妈或准爸爸不能真正集中精神,让胎宝宝感受到爱意。

● 手工胎教:做拼贴画

拼贴画就是利用各种素材做成一幅美妙的图画。这些素材往往都是我们日常生活中可以信手拈来的,如树叶拼贴图就是最为常见的拼贴画中的一种。

孕妈妈在闲来无事的时候,可以多动手做做拼贴画,在做的时候还可以教胎宝宝识别各种物品、素材。

孕妈妈可以把杂志上的照片、插图裁剪下来,或者贴上有色彩的纸,拼成风景和人物图等,目的不在于贴画的完美、精致,而是在制作的过程中显示出独创性以及让宝宝去感受孕妈妈所做的事情,发挥想象力。

常用到的拼贴画的素材有树皮、树叶、布帛、羽毛、鸡蛋壳、果核、贝壳、通草、麦秆等,其他的环保的有色彩或有创意的小玩意等也能成为拼贴画的材料。

经常做拼贴画,不仅可以怡情养性,还能够美化家居,是孕期难得的纪念之一。

● 情绪胎教:孕妈妈心理影响

孕妈妈心态良好:如果孕妈妈满怀喜悦,对孩子无限期待并充满关爱,那么分娩大都会很顺利,而且孩子一般会身心健康。

孕妈妈内心矛盾：如果孕妈妈想要有个孩子，但对怀孕所承受的事情不满意，孩子出生后，容易出现行为和肠胃问题。

孕妈妈情绪冷漠：孕妈妈虽然不排斥孩子，但情绪冷漠，对胎宝宝没有表达过爱意，这会使胎宝宝个性内敛、冷淡。

孕妈妈排斥明显：如果孕妈妈不喜欢这个孩子，这会使胎宝宝也会对母体带有一定的排斥感，导致母体容易生病。

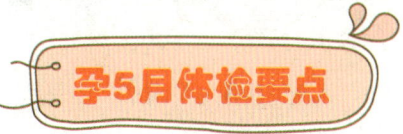

孕5月体检要点

• B超

孕5月的B超，主要针对胎儿的重大畸形作筛检，如脑部异常（水脑及无脑等）、四肢畸形、胎儿水肿等，且或可得知胎儿的性别。

• 羊水诊断

羊水诊断仅限于染色体或基因疾病高危孕妇。对于其他孕妇，超声波和血清筛查试验已经足够。

孕5月生活指南

• 注意头发护理

由于激素分泌的变化，孕妈妈头发的生长速度会加快，显得比以前多且有光泽，但同时也会比较脆弱，容易脱落。这时要选择适合自己的温和的洗发水，并多吃坚果和水果。

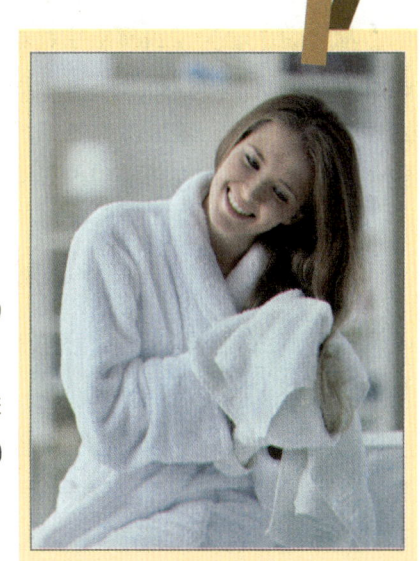

- 注意乳房护理

　　孕5月,孕妈妈的乳房胀大,并逐渐开始向腋下扩展并下垂,周围的皮肤缺乏弹性和张力,双乳的外侧可能出现妊娠纹。这时要经常清洗乳房,坚持穿戴内衣,并涂些天然护肤油。

- 注意手部护理

　　孕妇的指甲长得很快,而且易折断,所以要剪短指甲,经常涂抹护手霜。

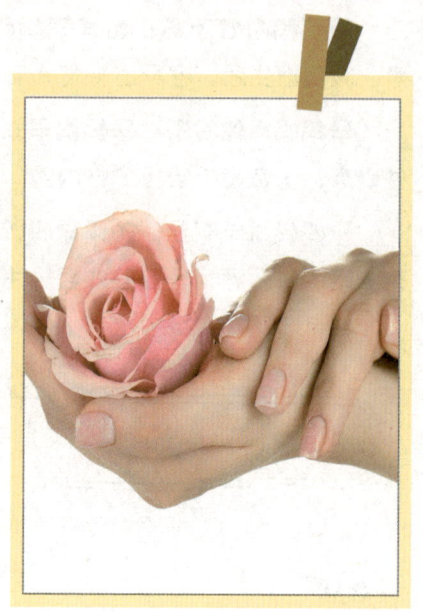

- 注意脚部护理

　　孕妈妈随着体重增加,双脚变得不堪重负,或会出现肿胀、干燥、疼痛等现象,可多按摩脚部,并涂抹一些保湿霜。

- 优化居住条件,宝宝更健康

　　好的居住环境不仅可以促进孕妈妈身体上的健康,也可以营造温馨愉悦的氛围,从而促进胎宝宝的健康生长和智力发育。而好的居住环境首先要能保持清新的空气,尽可能选择周边环境佳的居住地区,并保证室内空气流通。其次,通过合理用心的设计,把家庭装饰得舒适温馨。另外,适当创造条件,保持室温,室温相对稳定也有利于孕妈妈以及胎宝宝的健康。

- 控制通话时间,减少辐射

　　除了家庭电器的辐射,还要注意手机的辐射,应控制每天通话时间在30分钟内。

　　打电话时拨号,手机还未打通电话时电磁波是最大的,当打通电话的时候电磁波才会恢复正常,所以孕妈妈打电话时,应该等对方接通电话时再把电话放在耳边进行通话!

孕5月妈妈饮食应注意什么

● 增加热量、蛋白质的摄入

孕5月时孕妈妈早孕反应完全消失，胃口较好，宜多吃高热量、高蛋白质的食物，补足营养。切记不可节食，但也不要暴饮暴食。保持摄入适当的主食，同时增加肉类、蛋类或豆类的摄入，注意多吃蔬果，使营养更均衡。

● 注意预防贫血

怀孕贫血常表现为脸色苍白，头昏无力。贫血不仅不利于母体与胎儿的健康，还会加大孕妇分娩的危险，所以必须预防。孕妈妈平时要注意自己的身体情况，多听医生指导，并在日常生活中多食用一些补血制剂，同时多吃补血食物，如肉类、动物肝脏、黑木耳等。

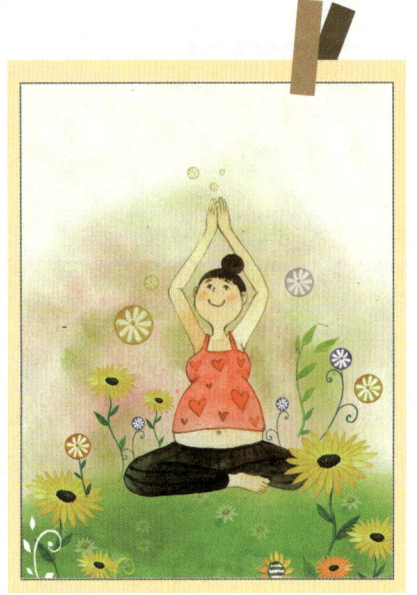

● 阳光也是一种营养

阳光中的紫外线可以杀菌消毒，而且阳光照射人体的皮肤，可以促进人体合成维生素D，从而促进人体对钙的吸收。虽然阳光会加重孕妈妈皮肤上的色素沉淀，但只要平时注意保养皮肤，孕妈妈就不会受到影响。

常见补血食物有：黑芝麻、红枣、猪肝、藕、胡萝卜、桂圆肉、黑豆、红糖、黑木耳等。

孕5月营养食谱

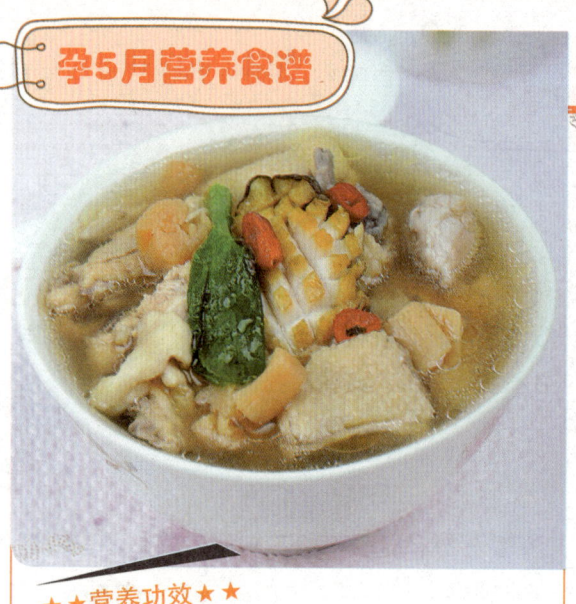

★★ 营养功效 ★★

鲍鱼的滋补作用很强。本品营养非常丰富，可为孕妈妈滋补身体，补钙补锌。

鲍鱼老鸡干贝煲

◀原料▶ 老鸡250克，水发干贝75克，鲍鱼1只

◀调料▶ 花生油20克，盐3克，味精2克，葱花5克，香油4克

◀做法▶ ①将水发干贝清洗干净；鲍鱼清洗干净，改刀，入开水中焯透备用；鸡清洗干净，斩块，焯水。

②净锅上火，倒入花生油，将葱花炝香，加入水，调入盐、味精，放入老鸡块、鲍鱼、干贝，小火煲至熟，淋入香油即可。

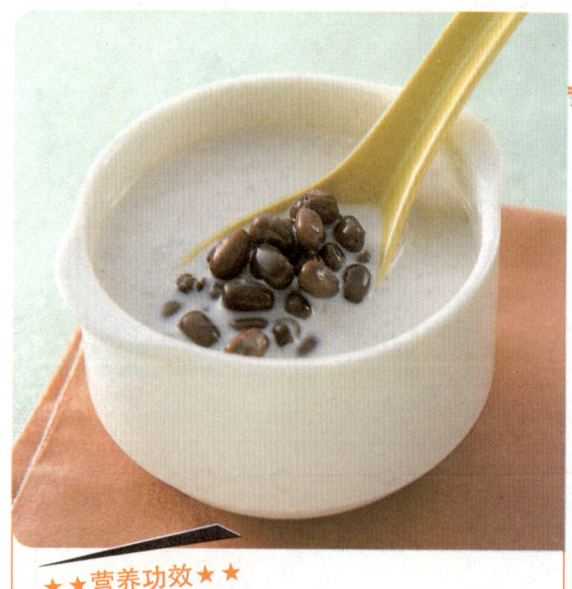

★★ 营养功效 ★★

红豆是营养丰富、功效多样的杂粮，可以补血、增强体力和抗病能力，是孕期佳品。

红豆鲜奶汤

◀原料▶ 红豆15克，低脂鲜奶190毫升

◀调料▶ 蜂蜜5克

◀做法▶ ①将红豆清洗干净，浸泡一夜。

②把红豆放入锅中，开中火煮约30分钟，熄火后再焖约30分钟。

③将红豆、蜂蜜、低脂鲜奶放入碗中，搅拌混合均匀即可食用。

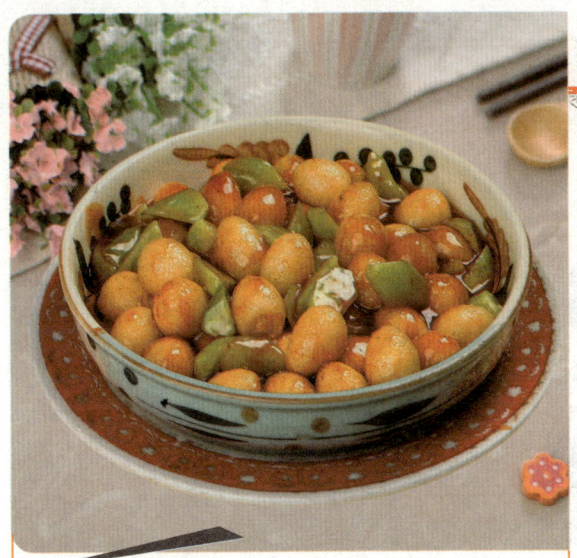

鱼香鹌鹑蛋

◖原料◗ 黄瓜、鹌鹑蛋各适量

◖调料◗ 盐、胡椒粉、红油、料酒、生抽、水淀粉各适量

◖做法◗ ①将黄瓜清洗干净切块；鹌鹑蛋煮熟，去壳放入碗内，放入黄瓜，加适量的生抽和盐，入锅蒸约10分钟后取出。

②将炒锅置火上，加料酒烧开，加盐、红油、胡椒粉，勾薄芡后淋入碗中即可。

★★营养功效★★

鹌鹑蛋营养价值很高，可以补气益血。本品对孕妈妈有很好的补气益血以及排毒的作用。

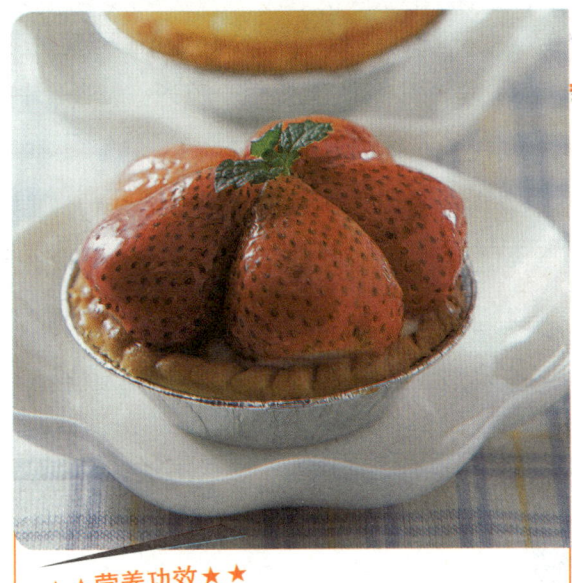

草莓塔

◖原料◗ 草莓、奇异果、凤梨、镜面果胶各适量，奶油布丁馅1000克

◖调料◗ 鸡蛋液50克，低筋面粉330克，奶油170克，糖粉100克

◖做法◗ ①将奶油、糖粉混合后，分次加入蛋液拌匀。

②再用压拌的方式拌入低筋面粉，拌匀后入冰箱冷藏约30分钟。

③取出擀平成面皮，放入塔模中压实，去除边缘多出的面皮。

④用叉子在塔皮部戳洞，放入烤盘烤至表面金黄，将布丁馅填入塔皮，摆上水果，刷上果胶即可。

★★营养功效★★

草莓中含有糖类、蛋白质、果胶等营养物质，本品美味可口，可让孕妈妈食欲提高。

怀孕第6个月（21～24周）

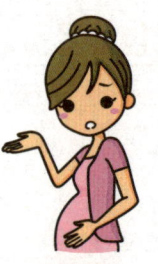

孕妈妈的身体变化

孕6月，身体变化更加明显，表现出孕妈妈特有的状态。

① **体重**：这时的孕妈妈身体越来越重，大约以每周增加250克的速度迅速增长。

② **子宫**：子宫进一步增大，子宫底已高达腹部位置，孕妈妈自己已经能准确地判断出增大的子宫。

③ **乳房**：乳房越发变大，乳腺功能发达，挤压乳房时会流出一些黏性很强的黄色稀薄乳汁，内衣因此容易被沾染。

④ **体型变化**：腰部开始明显增粗，由于子宫增大和加重而使脊椎骨向后仰，身体重心向前移，由此出现孕妈妈特有的状态。由于身体对这种变化还不太习惯，所以很容易倾倒，腰部和背部也由于对身体的这种变化不习惯而特别容易疲劳，孕妈妈在坐下或站起时常感到有些吃力。

胎宝宝的身体变化

胎宝宝在孕妈妈的子宫中占据了相当大的空间，身体的比例开始匀称。这时候的胎宝宝皮肤薄而且有很多的小皱纹，浑身覆盖了细小的绒毛。

① **胎长**：25～28厘米

② **胎重**：300～800克

③ **四肢**：胎宝宝在子宫羊水中游泳并会用脚踢子宫，羊水因此而发生震荡。手指和脚趾也开始长出指（趾）甲。

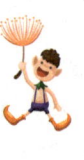
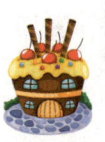

④**器官**：21周时，胎宝宝的眉毛和眼睑清晰可见。22周时，皮肤依然是皱皱的，红红的，样子像个小老头。牙齿这时也开始发育了，主要是恒牙的牙胚在发育。21周的他已经能听到声音了。肺中的血管形成，呼吸系统正在快速地建立。胎宝宝在这时候还会不断地吞咽，但是他还不能排便。

⑤**胎动**：这时，如果子宫收缩或受到外力压迫，胎宝宝会猛踢子宫内壁，把这种信息传递给孕妈妈。

孕6月胎教方案

● 情绪胎教：坚持运动，放松心情

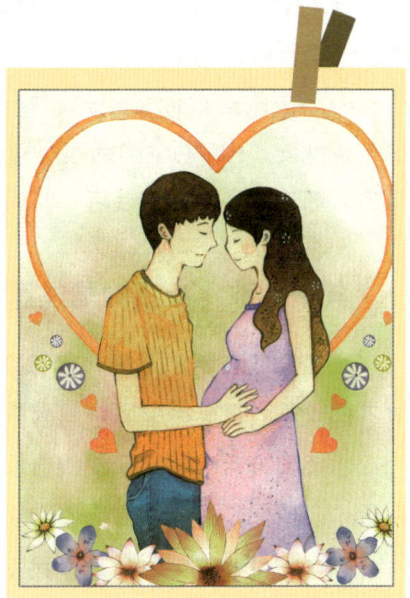

适当的运动不仅可以促进孕妈妈的身心健康，还可以让胎宝宝感觉愉快。比如散步可以给予胎宝宝和子宫收缩一样舒适的刺激。孕妈妈散步时，子宫会产生有规律的轻微收缩，这样可以刺激胎宝宝的皮肤，让他感觉温暖和舒适。而孕妈妈做孕妇操或孕妇瑜伽时，可减轻身体的压力，深度放松，身心舒缓，孕妈妈这种状态会让胎宝宝感觉安宁、舒适。

● 语言胎教：胎教故事宜有所选择

给胎宝宝念故事是很好的胎教方式之一，但过于复杂或是有黑暗情节的故事并不适合用来做胎教。如果有些故事确实很精彩，可以把残酷和恐怖的场面删掉，再讲给胎宝宝听，以免让胎宝宝产生不必要的恐惧。虽然孩子总要懂得善与恶的，但胎宝宝时就让他在温暖的关爱中成长，复杂的事情让孩子在以后的日子中慢慢学习吧。

● 知识胎教：音乐胎教要注意什么

音乐胎教，是通过对胎宝宝不断地施以适当的乐声刺激，促使其神经元的轴

突、树突及突触的发育，为优化后天的智力及发展音乐天赋奠定基础。

一般怀孕24周，胎宝宝的听觉功能已经完全建立。孕妈妈的说话声不但可以传递给胎宝宝，而且胸腔的振动对胎宝宝也有一定影响。孕妈妈进行音乐胎教时的注意事项：

①孕妈妈让胎宝宝听胎教音乐，每次不超过20分钟，每天1~2次。用录音机放音，孕妇距音箱1.5~2米，音箱的音强在65~70分贝。

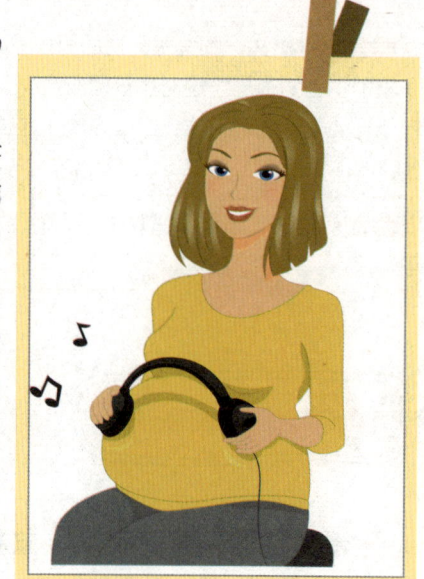

②如果用耳机在孕妈妈腹壁放音，则声音不宜过大。怀孕8个月后可反复播放固定的乐曲，培养孩子的音乐爱好，并为开发孩子的想象力打下基础。

●知识胎教：抚摸时需注意

抚摸胎教应有规律性，每天2~3次，并坚持在固定的时间进行，这样胎宝宝才能领会，并作出反应。要注意：

①抚摸胎宝宝时，孕妈妈应保持稳定、轻松、愉快、平和的心态，避免情绪不佳。

②在抚摸胎宝宝之前，孕妈妈应该排空小便。

③进行抚摸胎教时，室内环境要舒适，空气新鲜，温度适宜。

④进行抚摸胎教时，配合对话或音乐，效果会更佳。

●准爸爸胎教：家中布置要选对色彩

研究表明，不同颜色对人会产生不同的影响，孕妈妈所处的环境宜色彩清新，温馨柔和。所以，可以将家里布置成乳白色、淡蓝色或者淡绿色，这些色彩纯净柔和，可以使孕妈妈内心平和安宁。如果孕妈妈工作紧张，比较忙碌，宜将家中布置成粉红色或者淡黄色，营造活力、轻松的氛围，缓解孕妈妈的疲劳，促进胎宝宝的发育。

孕6月体检要点

● 测体重

如果孕妈妈的体重增加过少，胎宝宝可能发育迟缓；如果孕妈妈的体重增加过多，容易生产巨大儿。

● 量血压

不应超过130/190mmHg，或与基础血压（怀孕前的血压）相比增加不超过30/15mmHg。

● 测量宫高、腹围

估计胎宝宝宫内发育情况，同时根据宫高画妊娠图曲线以了解胎宝宝宫内发育情况。

● B超检查

孕21周：双顶径的平均值为5.22±0.42厘米，腹围的平均值为15.62±1.84厘米，股骨长为3.64±0.40厘米。

孕22周：双顶径的平均值为5.45±0.57厘米，腹围的平均值为16.70±2.23厘米，股骨长为3.82±0.47厘米。

孕23周：双顶径的平均值为5.80±0.44厘米，腹围的平均值为17.90±1.85厘米，股骨长为4.21±0.41厘米。

孕24周：双顶径的平均值为6.05±0.50厘米，腹围的平均值为18.74±2.23厘米，股骨长为4.36±0.51厘米。

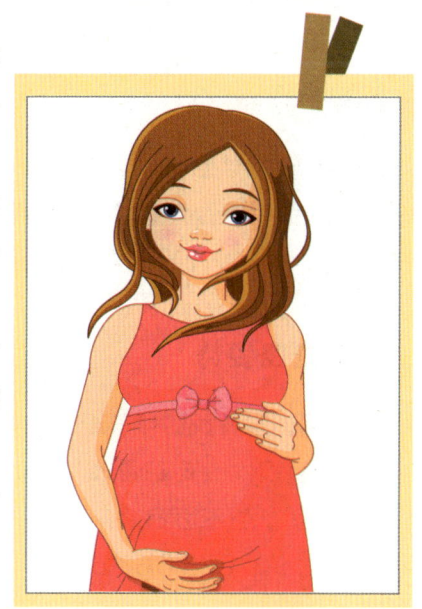

尿常规检查

检查尿液中是否有蛋白、糖及酮体，镜检红细胞和白细胞，看有无妊娠高血压等疾病的出现。

水肿检查

怀孕达到20～24周的孕妈妈如果出现下肢水肿，指压时有明显凹陷的现象，且休息后水肿不消退时，建议赶快测量血压，因为在妊娠中后期不少孕妈妈会患妊娠高血压综合征(简称妊高征)。

听胎心音

听到胎心音即可表明腹中的胎宝宝为活胎。正常范围通常是：每分钟120～160次。

孕6月生活指南

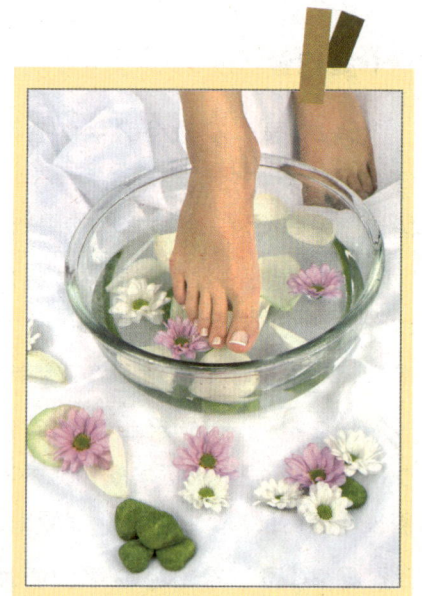

脚部护理

睡前用热水泡脚，并对小腿后方进行3～5分钟的按摩；伸懒腰时，注意两脚不要伸得过直。

注意走路姿势

孕6月，孕妈妈的腹部更大，重心前移，脚腕膝盖负担大，走路要非常小心。即便身体没有不适，也不适合大的动作。比如走路不要走得过快，否则容易流产。

● 洗澡要注意

不要到公共浴室洗澡；不宜盆浴而要淋浴；洗澡时间不可过长，以免引起孕妇缺氧，损害胎宝宝的神经系统。

● 注意腹部养护

如果腹部出现干痒的症状，说明腹部肌肤已经难以承受了，宜涂一些天然润肤油，并做适当的按摩。

● 后背发麻要谨慎

如果经过休息、锻炼等方法调适，"后背发麻"的情况依然无法消除，就要到医院产检，看是否是先兆流产或其他疾病引起的。

孕6月妈妈饮食应注意什么

● 补充矿物质和维生素

这时胎宝宝快速发育，骨骼、神经、造血器官的形成需要大量铁、磷、钙和各种维生素，这时要注意补充这些物质。

除了多吃动物肝、豆类、菠菜、贝壳类水产品、坚果和水果外，可适当服些铁剂、钙片和维生素等，以防治贫血和缺钙。

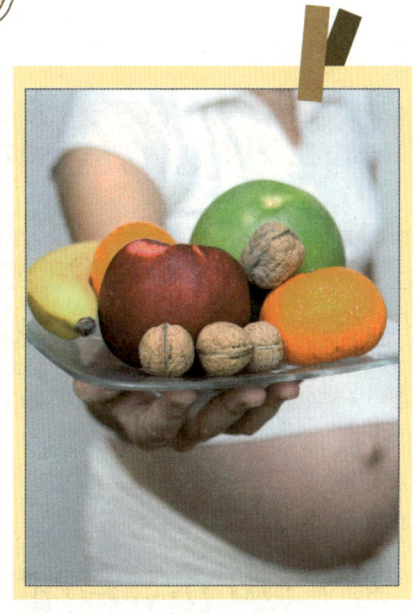

● 食用鱼类应注意

尽量不要食用咸鱼，因为咸鱼含有大量的二甲基硝酸盐，进入人体后可能会形成致癌物质，对胎宝宝的健康不利。

另外，鲨鱼、鲭鱼、旗鱼及方头鱼也不可以食用。这些鱼的含汞量比较高，食之可能会破坏胎宝宝的中枢神经系统，影响胎宝宝的大脑发育。

孕6月营养食谱

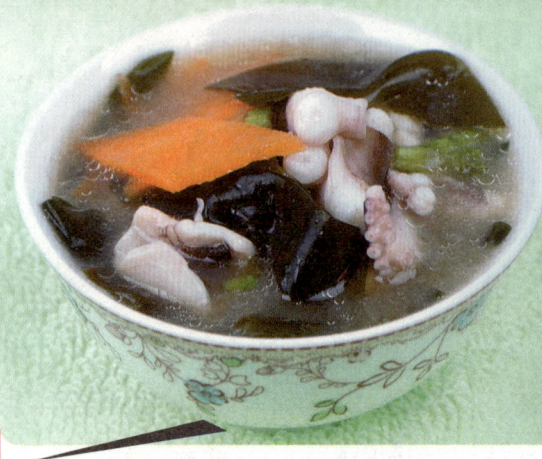

★★ 营养功效 ★★

章鱼可以缓解疲劳,改善肝脏功能。本品香甜鲜美,有健脾开胃的功效,适合孕期食用。

章鱼海带汤

◆ 原料 ▶ 章鱼150克,胡萝卜75克,海带片45克

◆ 调料 ▶ 精盐少许,味精3克,高汤适量

◆ 做法 ▶ ①将章鱼收拾干净切块;胡萝卜去皮清洗干净切片,海带片清洗干净备用。
②净锅上火,倒入适量高汤,用大火烧开。
③待高汤煮沸后,下入章鱼、海带片、胡萝卜片烧开,调入精盐、味精,煲至熟即可。

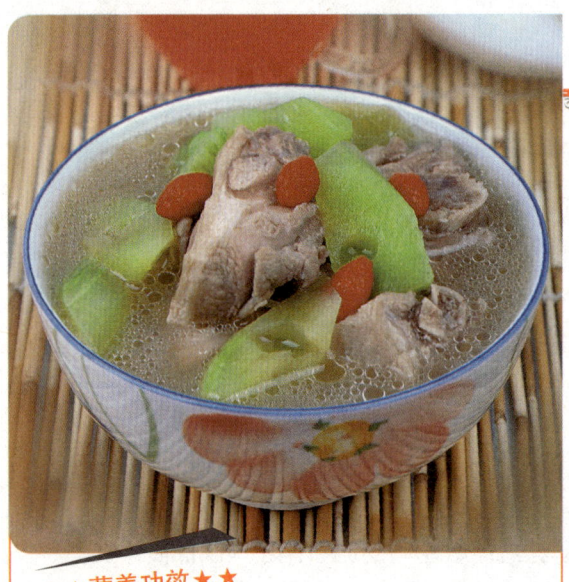

★★ 营养功效 ★★

鸭肉富含脂肪、蛋白质及多种矿物质,有祛病健身之效,有利于孕期保健。

老鸭莴笋枸杞煲

◆ 原料 ▶ 莴笋250克,老鸭150克,枸杞10克

◆ 调料 ▶ 盐少许,胡椒粉3克,葱、姜、蒜各2克

◆ 做法 ▶ ①将莴笋去皮,清洗干净,切块;老鸭处理洗干净,斩块,焯水;枸杞清洗干净。
②葱洗净,切花;姜切片;蒜切末,备用。
③煲锅上火倒入水,调入盐、葱花、姜片、蒜末,下入莴笋、老鸭、枸杞,用中火煲至熟,调入胡椒粉,拌匀即可。

松仁鸡肉炒玉米

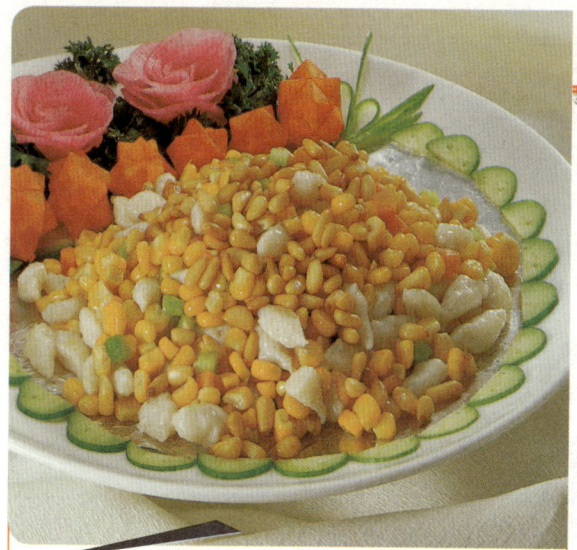

◀原料▶ 玉米粒200克，松仁、黄瓜、胡萝卜各50克，鸡肉150克

◀调料▶ 盐3克，鸡精2克，水淀粉、食用油各适量

◀做法▶ ①将玉米粒、松仁均清洗干净备用；鸡肉清洗干净，切丁；黄瓜清洗干净，一半切丁，一半切片；胡萝卜清洗干净，切丁。

②锅下油烧热，放入鸡肉、松仁略炒，再放入玉米粒、黄瓜丁、胡萝卜翻炒片刻，加盐、鸡精调味，炒熟后用水淀粉勾芡，装盘，将切好的黄瓜片摆在四周即可。

★★营养功效★★

鸡肉蛋白质含量很高，孕妈妈食用，容易消化并吸收，常食可以增强体力。

什锦西蓝花

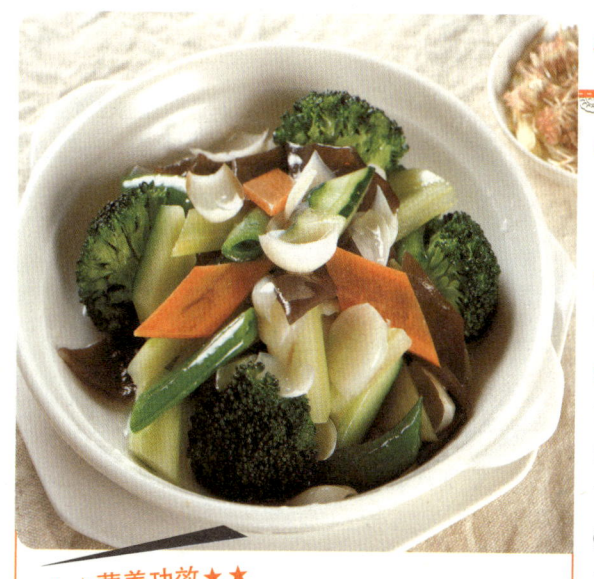

◀原料▶ 胡萝卜30克，黄瓜50克，西蓝花200克，荷兰豆100克，木耳10克，百合50克

◀调料▶ 蒜蓉10克，盐4克、鸡精、食用油各适量

◀做法▶ ①将黄瓜洗净，去皮切段；西蓝花洗净切朵；百合洗净分片；胡萝卜去皮切片；荷兰豆洗净，切菱形段；木耳泡发，切片。

②锅中加水、盐及鸡精烧沸，放入备好的材料焯烫、捞出。

③净锅入油烧热，放蒜蓉炒香，倒入焯过的原材料翻炒，调入盐、鸡精炒熟，起锅装盘即可。

★★营养功效★★

西蓝花营养丰富，有滋补之功，有助于提高孕妈妈的身体素质，预防先兆性流产。

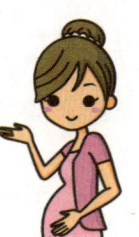

怀孕第7个月（25～28周）

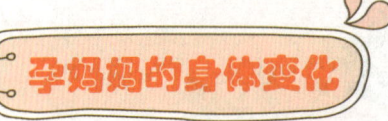

孕7月孕妈妈的身体仍处于快速变化期，腹部迅速增大，孕妈妈会很容易感到疲劳。

①**体重**：如上所述，由于胎盘增大、胎宝宝的成长和羊水的增多，使孕妈妈体重迅速增加，每周可增加500克。

②**子宫**：宫底上升到脐上1～2横指，子宫高度为24～26厘米。

③**乳房**：乳房此时偶尔会分泌出少量乳汁，这是正常的。

④**皮肤变化**：肚子上、乳房上会出现一些暗红色的妊娠纹，从肚脐到下腹部的竖向条纹也会越加明显。

⑤**呼吸变化**：新陈代谢时消耗氧气的量加大，孕妈妈的呼吸变得急促起来，在活动时容易气喘吁吁。

⑥**妊娠反应**：有些孕妈妈这时会感到眼睛不适，畏光、发干、发涩，这是比较典型的孕期反应，可以使用一些能消除眼部疲劳，保持眼睛湿润的眼药水，以缓解不适。

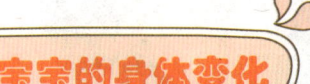

这时候是胎宝宝大脑发育的高峰期，孕妈妈在此时别忘多吃些健脑的食品如核桃、芝麻、花生等。

①**胎长**：28～38厘米

②**胎重**：800～1200克

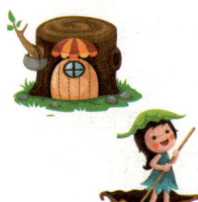
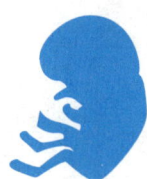

③**四肢**：胎宝宝的四肢已经相当灵活，可在羊水里自如地"游泳"。

④**器官**：胎宝宝满面皱纹酷似年迈的老人，但皮肤皱纹会逐渐减少，皮下脂肪仍然较少，有了明显的头发。男孩的阴囊明显，女孩的小阴唇、阴核已清楚地凸起。脑组织开始出现皱缩样，大脑皮层已很发达，开始能分辨妈妈的声音，同时对外界的声音是喜欢还是厌恶能有所反应；感觉光线的视网膜已经形成；有了浅浅的呼吸和很微弱的吸吮力。

⑤**胎位**：胎位不能完全固定，还可能出现胎位不正的情况。

⑥**胎动**：这时的胎宝宝几乎占满了整个子宫，随着空间越来越小，胎动也在减弱。值得注意的是，孕妈妈腹部出现的每天1～5次不等的阵发性跳动不同于胎动，实际上是胎宝宝在呃逆。胎宝宝打嗝是正常现象。此外，胎宝宝吞咽羊水，也是在"练习"呼吸动作，不必担心。

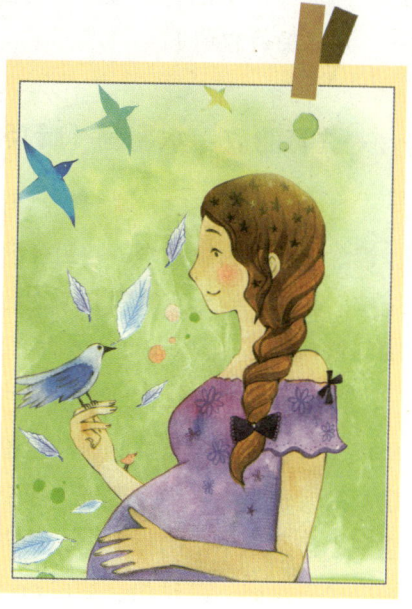

孕7月胎教方案

●音乐胎教：《我是一个粉刷匠》

《我是一个粉刷匠》

我是一个粉刷匠，粉刷本领强。

我要把那新房子，刷得更漂亮。

刷了房顶又刷墙，刷子飞舞忙。

哎呀我的小鼻子，变呀变了样。

宝宝，妈妈想告诉你：亲爱的宝贝，这是妈妈特地唱给你的歌哦！听着简单而又快乐的旋律，你应该也在里面手舞足蹈吧。妈妈想象着你的小小模样，想着等你出生之

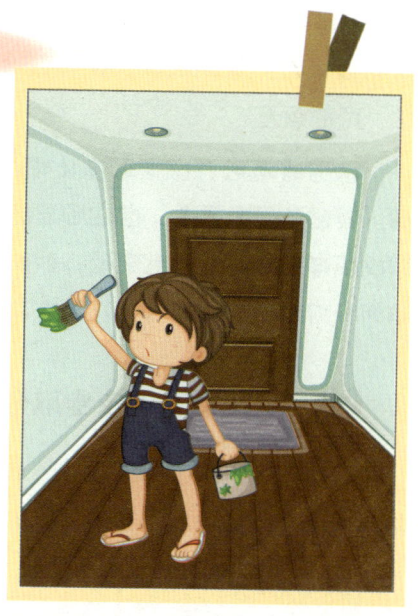

后，给你买好多可爱的衣服。宝宝，以后的日子，爸爸妈妈会为你撑起一片蓝天，会更加爱你哟！

● 美育胎教：水墨画《峰顶松》

看中国水墨画有一个最大的好处就是可以锻炼孕妈妈的想象力，并且在这种潜移默化中，还能使胎宝宝想象力的细胞发育的更加完善。

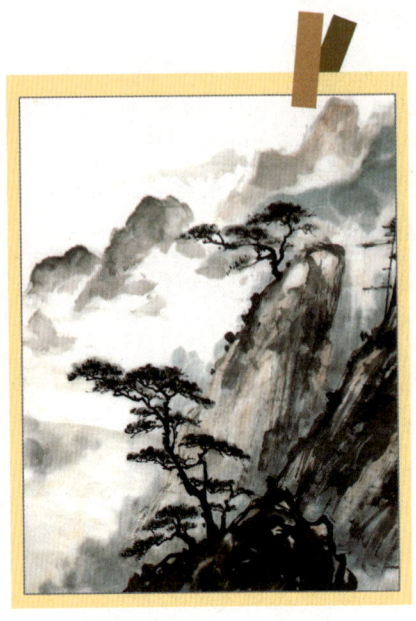

水墨画是一种特殊的绘画形式，更多时候，水墨画被视为中国传统绘画，也就是国画的代表。基本的水墨画，仅有水与墨，黑与白色，但进阶的水墨画，也有工笔花鸟画，色彩缤纷，有时也会被称为彩墨画。

水墨画讲究"气韵生动"，不拘泥于物体外表的相似，而多强调抒发作者的主观情趣，即讲求"以形写神"，追求一种"妙在似与不似之间"的感觉，比如这幅峰顶松图，如果刻意地追求与山的形似，则会少了那种粗犷坚硬的感觉，一笔一画，好像是随意挥上去的，却不知，这一挥，凝聚着画家数十年艰苦磨炼的功底，这一挥，凝聚着画家构思数日的艰辛。看着这幅峰顶松，孕妈妈或许能够获得那种"一览众山小"的豪情壮志，让心胸阔达，烦恼顿无。

这幅峰顶松，以摄取造化精蕴为旨归，笔墨浓重，气韵雄厚，笔法生辣劲健，繁密处可见通透，虚空间显出神韵。这幅功底深厚、意境高远的画，不仅给孕妈妈带来高雅的视觉享受，同时，这种边想象边品味的过程，也会刺激胎宝宝脑细胞的发育，让他（她）长大之后更加富有想象力。

● 准爸爸胎教：给宝宝取个小名

跟胎宝宝说话的时间久了，准爸爸应该早已不像刚开始那般不自然了吧！不如给胎宝宝取个小名，让接下来的胎谈更轻松吧。

可以叫"宝宝""豆豆"等简单又上口的名字，这样接下来的日子，一家三口就可以提前进入状态，彼此之间不自然的感觉也会逐渐消失。准爸妈给宝宝起的名字最好不要有明显的性别倾向，这样代表了父母对孩子性别的尊重与无私的爱。

宝宝有了小名后不要经常更换，这样很容易使宝宝混淆，甚至影响胎教的效果。所以，准爸妈们，是时候给胎宝宝取一个好听的小名了。

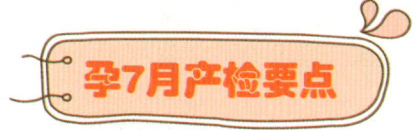

孕7月产检要点

● 测体重

通过孕妈妈的体重可以间接了解胎宝宝的成长。如果孕妈妈的体重增加过少，胎儿可能发育迟缓；如果孕妈妈的体重增加过多，容易产生巨大儿。

● 量血压

血压高是先兆子痫的症状之一，它可能会影响胎宝宝的发育成长。

● 测量宫高、腹围

测量宫高及腹围，估计胎宝宝在宫内发育情况，同时根据宫高画妊娠图曲线以了解胎宝宝在宫内的发育情况。

● 尿常规检查

检查尿液中是否有蛋白、糖及酮体，镜检红细胞和白细胞，尤其是蛋白的检测，可提示有无妊娠高血压等疾病的出现。

● 水肿检查

怀孕达到20～24周的孕妈妈如果出现下肢水肿，指压时有明显凹陷，休息后水肿不消退时，建议赶紧测量血压，因为在妊娠中后期不少孕妇会患妊娠高血压综合征(简称妊高征)。

● B超检查

孕25周：双顶径的平均值为6.39±0.70厘米，腹围的平均值为19.64±2.20厘米，股骨长为4.65±0.42厘米。

孕26周：双顶径的平均值为6.68±0.61厘米，腹围的平均值为21.62±2.30厘米，股骨长为4.87±0.41厘米。

孕27周：双顶径的平均值为6.98±0.57厘米，腹围的平均值为21.81±2.12厘米，股骨长为5.10±0.41厘米。

孕28周：双顶径的平均值为7.24±0.65厘米，腹围的平均值为22.86±2.41厘米，股骨长为5.35±0.55厘米。

孕7月生活指南

● 行动宜放缓

孕7月，孕妈妈身体笨重，走路身体后仰看不到脚下面，很容易摔倒，所以孕妈妈做任何动作都要更加小心。

● 多做不同的姿势

站着或者坐着的时候，同一个姿势不要超过半小时，要经常改变姿势。

● 注意小腿抽筋

当小腿发生抽筋时，先由下向上地按摩腿肚子，再按摩拇趾和整个腿，或把脚放在温水盆内，热敷小腿，并扳动足部，一般都能缓解抽筋状况。

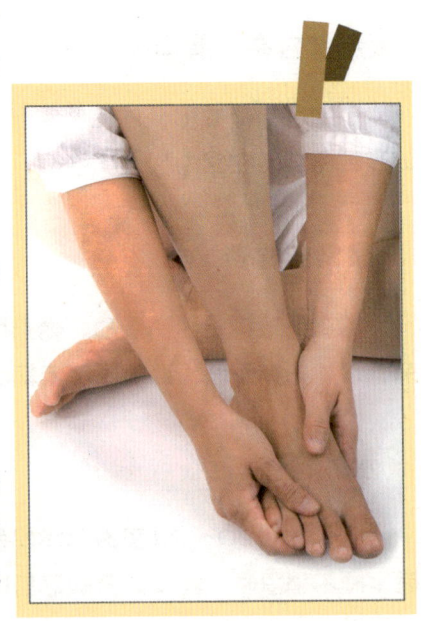

● 注意控制体重

孕7月，如果孕妈妈体重增长过快，皮下组织就会被过分撑开，从而导致皮肤中的胶原蛋白弹性纤维断裂，产生妊娠纹。

认识早产的征兆

如果未满孕周便出现"见红"，并伴有规律宫缩、持续性下腹痛、下背酸痛、阴道有温水样的东西流出等异常情况出现，要尽快联系医生，马上到医院接受检查。

孕7月妈妈饮食应注意什么

● 不要滥补身体

滋补性药品有时也会对人体产生不良的影响，盲目滥补会给孕妈妈以及胎宝宝带来难以预料的后果。而且滋补药品通常价格昂贵，用之不当的话也会得不偿失，浪费财物。其实胎宝宝真正需要的是各种食物中的蛋白质、脂肪、碳水化合物、矿物质以及维生素等，滋补药物只能起到调理作用，一般无法起到补养作用。所以，孕妈妈应该在医生的指导下，根据需要合理服用滋补品，不可随便服用。

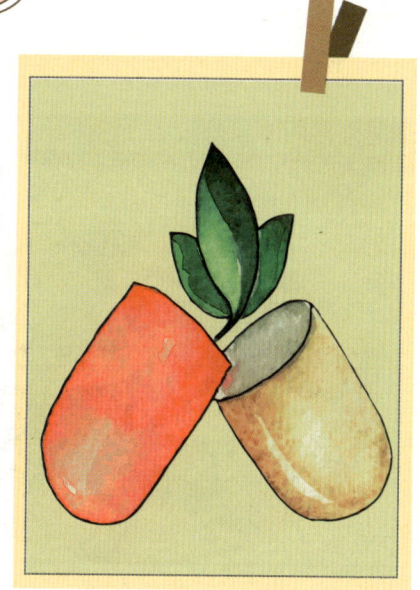

● 着重补钙与维生素E

孕7月，胎宝宝处于快速发育阶段，特别是皮肤与生殖器则处于发育的关键阶段，而孕妈妈缺钙会导致抽筋和血液循环增多。所以，孕妈妈要在保证全面营养的同时，注意补钙和维生素E。

孕7月营养食谱

三文鱼炒时蔬

◀原料▶ 三文鱼180克，芦笋95克，胡萝卜75克，杏鲍菇40克，奶酪35克

◀调料▶ 盐3克，胡椒粉、食用油各适量

◀做法▶ ①将胡萝卜去皮切丁；芦笋洗好切小段；杏鲍菇洗净切丁；奶酪切小块；三文鱼切小块，装碗，加盐、胡椒粉，腌渍入味。
②将杏鲍菇、胡萝卜、芦笋焯水后捞出。
③用油起锅，放三文鱼、奶酪，翻炒，倒入焯水食材，翻炒至奶酪化开，加盐、胡椒粉调味即可。

★★营养功效★★

三文鱼能消除损伤皮肤胶原，使孕妈妈的皮肤变得细滑。

红腰豆鹌鹑煲

◀原料▶ 南瓜200克，鹌鹑1只，红腰豆50克

◀调料▶ 精盐6克，味精2克，姜末5克，高汤适量，香油3克，花生油少许

◀做法▶ ①将南瓜去皮、籽，清洗干净切滚刀块；鹌鹑清洗干净，剁块焯水备用；红腰豆清洗干净。
②炒锅上火倒入花生油，将姜炝香，下入高汤，调入精盐、味精，放入鹌鹑、南瓜、红腰豆，用中火煲至熟，最后淋入香油即可。

★★营养功效★★

鹌鹑肉蛋白质含量高，可益气强筋。本品咸香味美，可为孕妈妈补虚养身。

游龙四宝

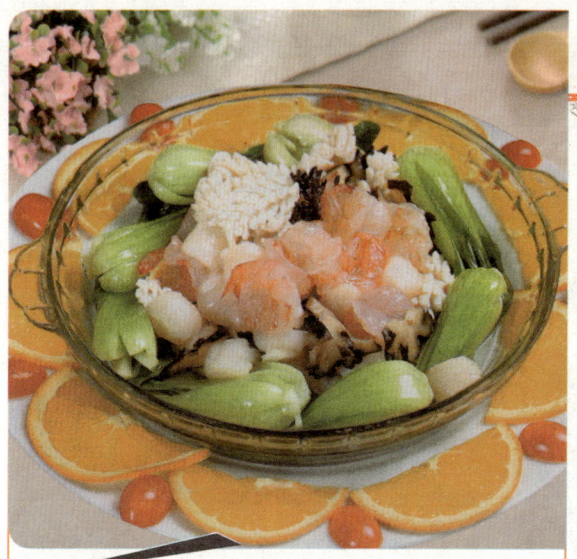

★★营养功效★★

本品营养丰富,有利于骨骼发育和造血,预防缺铁性贫血,是孕期佳品。

◀原料▶ 鱿鱼、虾仁、香菇、干贝各100克,油菜50克

◀调料▶ 盐3克,味精2克,料酒、香油、食用油各适量

◀做法▶ ①将鱿鱼收拾干净后切花;虾仁收拾干净;香菇清洗干净后切片;干贝用温水泡发;油菜清洗干净,焯水后捞出摆盘。
②将油锅烧热,烹入料酒,放入鱿鱼、虾仁、干贝、香菇,炒至将熟时放入盐、味精、香油,翻炒入味后盛入摆有油菜的盘中即可。

腰果虾仁

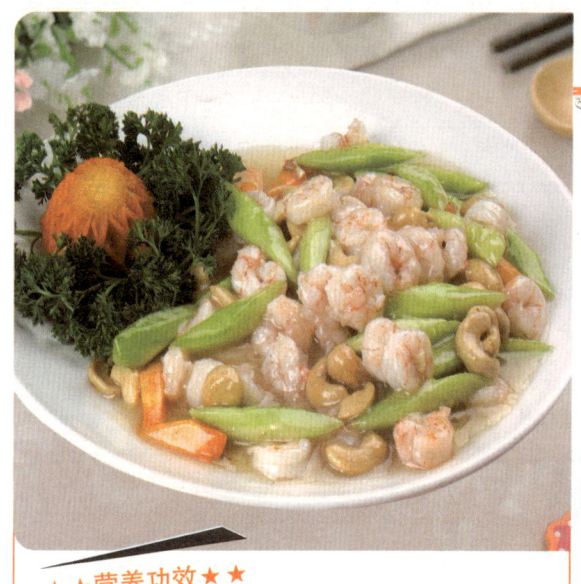

★★营养功效★★

鲜虾搭配腰果,可增强孕妈妈的身体素质,帮助胎宝宝健康发育。

◀原料▶ 鲜虾200克,腰果150克,黄瓜150克,胡萝卜100克

◀调料▶ 鸡精2克,盐3克,水淀粉、食用油各适量

◀做法▶ ①将鲜虾剖净;黄瓜清洗干净,切块;胡萝卜去皮,清洗干净切块。
②热锅下油烧热,入腰果炒香,放入虾仁滑炒片刻,再放入黄瓜、胡萝卜同炒。
③加鸡精、盐调味,炒熟后用水淀粉勾芡,装盘即可。

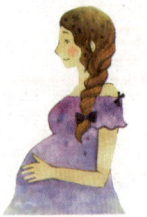

怀孕第8个月（29~32周）

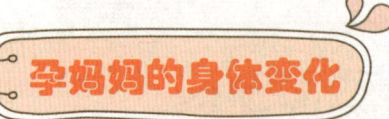

这段时间孕妈妈支撑大肚子的双腿会感受到压力大，胃部会受子宫压迫而产生心悸、恶心、腹胀等现象，早晨起床会手指发麻，孕妈妈应多呵护自己。

① **体重**：这个月孕妈妈的体重增加1300~1800克，每周增加500克也很正常。

② **子宫**：子宫向前挺得更为明显，子宫底的高度已经上升到25~27厘米。

③ **乳房**：乳房高高隆起，乳房、腹部以及大腿皮肤上的一条条淡红色的花纹明显增多，并且，由于激素的作用，乳头周围、下腹、外阴部的颜色日渐加深。

④ **尿频尿急**：随着子宫的增大，腹部、肠、胃、膀胱，受到轻度压迫，孕妈妈常感到肠胃不适，有尿频的感觉，排尿次数也增多了。

⑤ **胀气便秘**：经常出现便秘和烧心感。

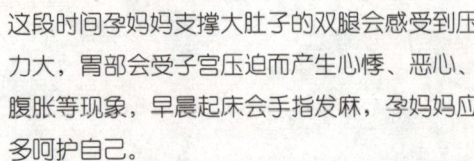

胎宝宝此时大脑发育迅速，头也在增大，听觉系统发育完成，对外界刺激反应也更为明显。胎宝宝的生殖器发育也接近成熟。

① **胎长**：约44厘米

② **胎重**：1200~2000克

③ **四肢**：手指甲发育得很清楚。身体和四肢还在继续长大，最终长得与头部比例相称。

④ **器官**：眼睛时时闭地辨认和跟踪光源。听觉神经已经发育完成，对声音开始有所反

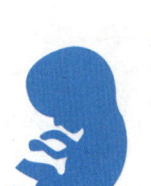
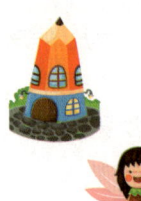
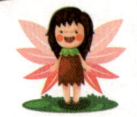

应。胎宝宝已经长出一头的胎发，皮肤的触觉已发育完全。肺和胃肠功能已接近成熟，已具备呼吸能力，能分泌消化液。男孩的睾丸这时正在从肾脏附近的腹腔，沿腹沟向阴囊下降的过程中，女孩的阴蒂已突显出来，但并未被小阴唇所覆盖。胎宝宝皮肤由暗红变浅红色。

⑤**胎动**：胎宝宝动的次数比原来少了，动作也减弱了，再也不会像原来那样在孕妈妈的肚子里翻筋斗了。

孕8月胎教方案

●语言胎教：增强胎宝宝学习能力

孕8月的小生命已经具备了语言学习的能力，这个时候对胎宝宝进行认真、耐心的语言训练，等到胎宝宝出生，在听力、记忆力、思维能力和语言表达能力上将会大大超过未经语言训练的孩子。所以，这个机会最好不要错失。

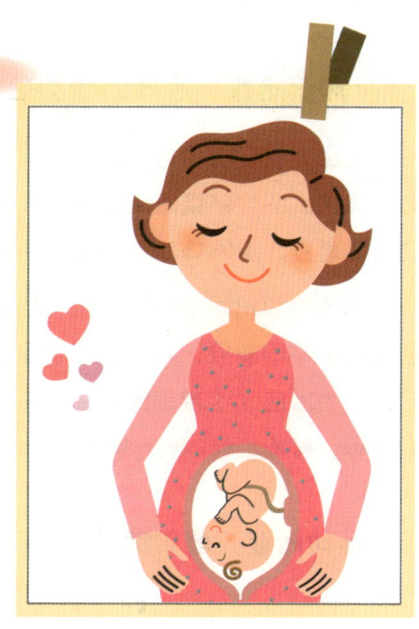

听力：除了对胎宝宝阅读、对话，还可以有目的地训练，比如同样的节奏，用不同的声音发出来，可以增强胎宝宝的分辨能力。

记忆力：对胎宝宝进行固定的、重复性的刺激，就可以让胎宝宝产生固定的条件反射，增强胎宝宝记忆力。比如可以让胎宝宝听重复的音乐，说重复的话语等。

思维能力：孕妈妈的思维过程可以刺激胎宝宝的思维，孕妈妈可以通过想象或者创作让胎宝宝进入思考中。

语言表达能力：多与胎宝宝对话，用丰富的感情对胎宝宝进行愉悦的表达，可以刺激胎宝宝的语言表达冲动。

●知识胎教：语言训练注意事项

孕妈妈在给胎宝宝进行语言训练的时候，有很多需要注意的地方，具体应该做到以下几点：

①保持平静的心情，集中注意力，才能让孕妈妈和胎宝宝达到最充分的交流。

②在念故事前，孕妈妈最好先将故事的内容在脑中整理一下，以便比较生动地传达给胎宝宝。

③至少要选择一页图画仔细地讲出来，尽量将图画上的内容"视觉化"地传达给胎宝宝。研究发现，每天进行视觉化的行为，会逐渐增强将讯息传达给胎宝宝的能力。

④在选择胎教书籍时，尽量广泛阅读各类书籍。

● **知识胎教：怎样训练胎宝宝运动功能**

适当对胎宝宝进行运动刺激，可以激发胎宝宝运动的积极性，促进胎宝宝的身心发育。研究结果表明，凡是在子宫内受过运动训练的胎宝宝，出生后翻身、爬行、坐立、走路及跳跃等动作的发育均明显早于没受过运动训练的孩子。

训练时孕妈妈应仰卧，全身尽量放松，先用手在腹部来回抚摸，然后用手轻戳腹部的不同部位，并观察胎宝宝的反应。开始时动作宜轻，时间宜短，待胎宝宝逐渐地适应了这种训练方法，并能积极作出一些相应的反应后，再稍延长训练的时间，每次训练以5分钟为宜。

● **运动胎教：哑铃健身**

（1）目标肌肉：肱二头肌

目的：提高臂力

动作：右侧卧，将头部放在右臂上，把一块折叠的毛巾放在手臂和头之间，使颈部和脊柱保持在一条直线上，双腿略微弯曲。左手持0.9~2.2千克的哑铃，手臂轻微弯曲，掌心向上，手背放在左腿外侧。呼气，慢慢屈肘90°，稍停顿，吸气还原。重复8~12次为一组，如果之前从未参加过孕期运动，从一组开始，逐渐增加至三组。换右臂重复。

注意：抬起哑铃时，保持手腕在中间位置，收腹屈髋。

（2）目标肌肉：肱三头肌

目的：稳定上臂，保持力量

动作：右侧卧，将头部压在右臂上，把一块折叠的毛巾放在手臂和头之间，使颈部和脊柱保持在一条直线上，双腿略微弯曲。左手持哑铃，屈臂置于左耳旁，肘尖向上。呼气，伸直手臂，稍停顿，吸气还原。8～12次为一组。

注意：保持自然呼吸，不要憋气。

孕8月体检要点

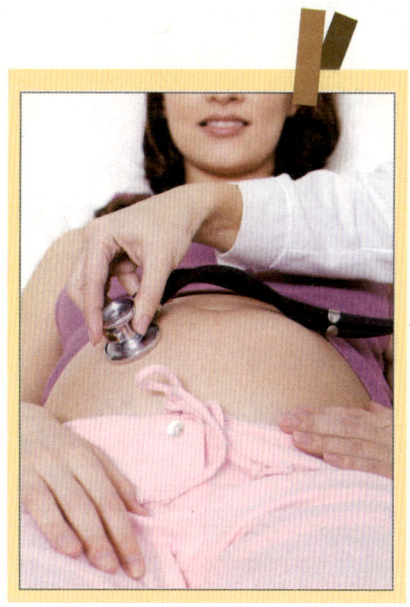

● 超声波

监测胎宝宝发育情况、羊水量、胎盘位置、胎盘成熟度及胎宝宝是否畸形，与孕周是否相符。

● 胎心·监护

了解胎动、宫缩时胎心反应的依据，同时可推测宫内胎宝宝有无缺氧。

● 腹围、体重

测量腹围可了解胎宝宝生长发育状况，及时发现胎宝宝宫内发育迟缓、巨大儿或羊水过多等妊娠异常，使其有可能通过及时治疗得到纠正。测定体重有助于控制体重增长速度，合理安排饮食。

● 血常规

主要检查血红蛋白、血小板、白细胞等。主要是判断孕妈妈是否贫血，血红蛋白正常值是100～160g/L。

● 尿常规

泌尿系感染容易引起早产、低体重儿及增加围产儿发病率和死亡率，加上孕妈妈本身易合并贫血与无症状尿路感染，如不能及时发现和治疗，则很容易发展，危害性极大。

- 骨盆测量

骨盆是胎宝宝娩出时的通道，其大小和形态对分娩影响很大，狭小或畸形骨盆均可引起难产。

- 胎盘检查

正常妊娠时，胎盘附着于子宫的前壁、后壁或者侧壁。如果胎盘部分或者全部附着于子宫下段，或者覆盖在子宫颈内口上，会成为妊娠晚期出血的重要原因之一，是围产期危及母子生命的严重并发症。

- 白带检查

检查白带是否增多，要注意外阴部的卫生。

孕8月生活指南

- 增加产检

孕8月孕妈妈很容易患妊娠高血压综合征，必须及时发现，及时治疗，所以，定期产前检查最好改成两周一次。

- 注意休息

孕8月孕妈妈的身体负担很重，第二次孕吐也会出现，身体处于敏感脆弱期，所以孕妈妈要多休息，严防流行性感冒。

- 做分娩练习

孕8月要开始为不久到来的分娩做准备了，要了解并适当练习分娩时的呼吸方法、按摩方法和用力方法，但注意不要过度疲劳。

● 乳房保健

孕妈妈此期要特别注意乳房的保健和护理，具体应做到以下几点：

①常用温开水清洁乳头，并勤换内衣（宽松舒适的），保持乳房的清洁。

②睡眠时注意不要挤压乳房。

③不可使用丰乳霜或者减肥霜。

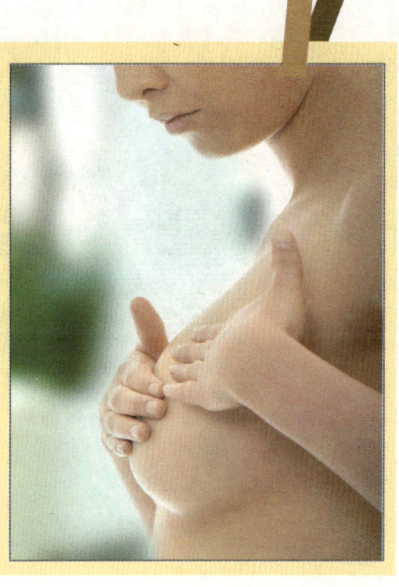

● 观察水肿

观察水肿是及时发现妊娠高血压综合征的方法之一，如果水肿发展到眼睑，要赶紧到医院检查。

孕8月妈妈饮食应注意什么

● 维持高蛋白饮食

维持高蛋白饮食，一方面可以为乳汁分泌打好营养基础，另一方面可以补充尿液流失的蛋白质，减轻水肿。

● 补充不饱和脂肪酸

孕8月是胎宝宝大脑迅速发育的时候，孕妈妈多吃富含不饱和脂肪酸的食物，比如核桃、花生、芝麻等，有助于胎宝宝眼睛、大脑、血液和神经系统的发育。

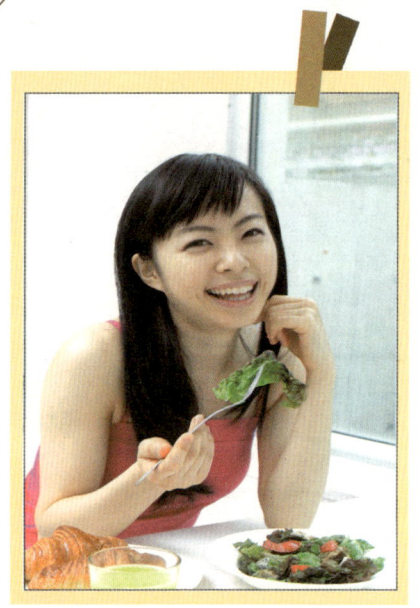

孕8月营养食谱

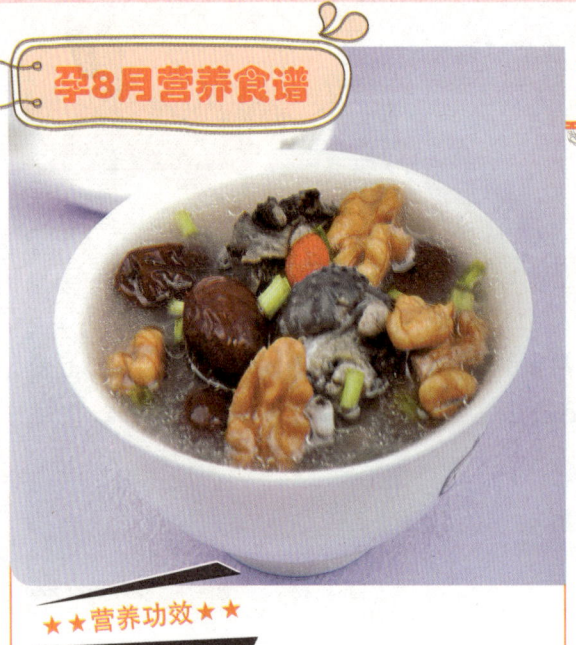

红枣核桃乌鸡汤

◀原料▶ 乌鸡1只，红枣8颗，核桃5克

◀调料▶ 精盐3克，姜片5克

◀做法▶ ①将乌鸡宰杀后洗净，斩块焯水；红枣、核桃洗净备用。
②净锅上火倒入水，用大火烧开，调入精盐、姜片，下入乌鸡、红枣、核桃，用中火煲至成熟即可。

★★营养功效★★

红枣可补中益气、养血安神；乌鸡可养血美容，并为孕妈妈提供丰富的营养。

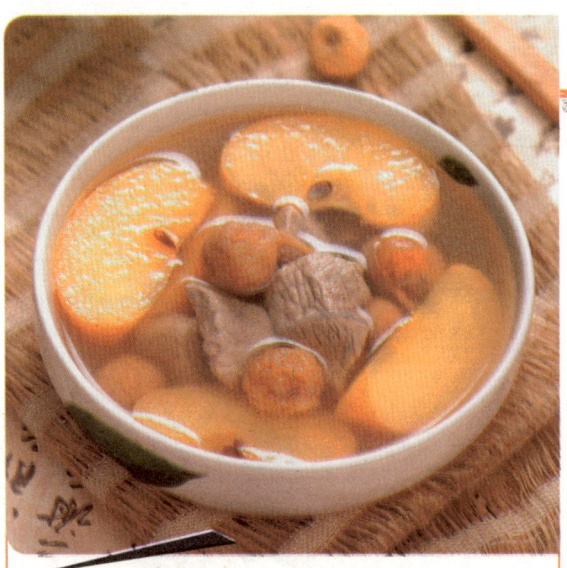

苹果瘦肉汤

◀原料▶ 瘦肉300克，苹果100克，无花果少许

◀调料▶ 盐3克，鸡精2克

◀做法▶ ①将瘦肉洗净，切片；苹果清洗干净，切块；无花果洗净，取肉。
②将瘦肉下沸水中氽去血污，捞出洗净。
③将瘦肉、苹果和无花果放入锅中，加入清水，用中火炖2小时，调入盐和鸡精调味即可食用。

★★营养功效★★

苹果能有效减缓人体疲劳；瘦肉可以为孕妈妈提供必要的蛋白质、矿物质等。

豆蓉南瓜

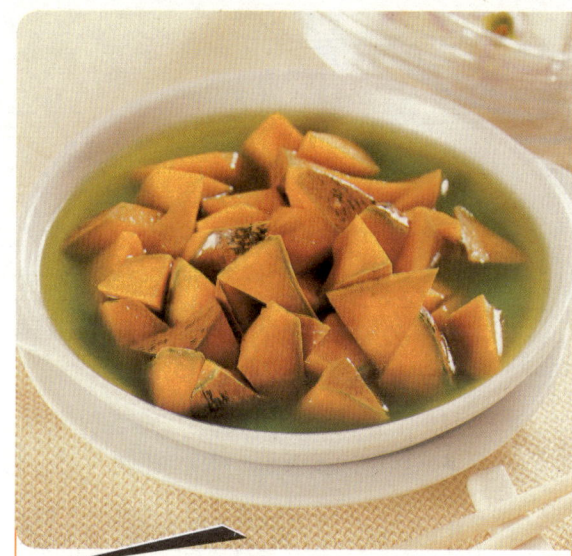

◀原料▶ 蚕豆仁200克，日本南瓜半个

◀调料▶ 食用油50克，盐3克，鸡粉2克，淀粉10克

◀做法▶ ①先将蚕豆仁洗净，加水打成泥状；日本南瓜洗净，入开水中焯烫至熟。

②锅内放少许油，将蚕豆泥倒入锅中，放部分调味料，搅拌均匀再盛入盘中。

③将南瓜放入锅内，加剩余调味料，用大火煮至入味，放在蚕豆泥上即可。

★★营养功效★★
南瓜含有较丰富的维生素和矿物质，能调整孕妈妈的糖代谢、增强机体免疫力。

烤香菇

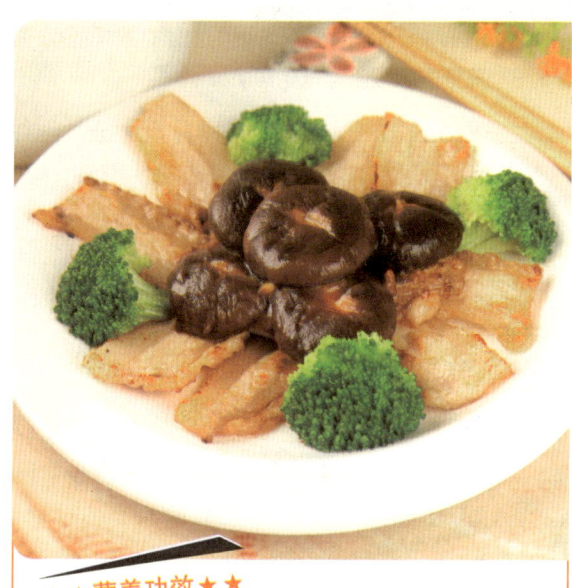

◀原料▶ 五花肉300克，鲜香菇100克，西蓝花150克，蒜末少许，甜面酱15克

◀调料▶ 盐3克，鸡粉、白糖各少许，生抽3毫升，料酒4毫升，食用油适量

◀做法▶ ①将五花肉洗净，切片。

②把西蓝花、香菇洗净后改十字花刀；油锅入五花肉片煎香，加料酒、生抽、盐炒入味，盛出。

③往热油锅撒蒜末爆香，倒甜面酱炒匀，注水煮沸，加白糖、鸡粉，倒香菇焖透。

④将处理好的食材依次摆盘即可。

★★营养功效★★
香菇中的维生素D能促进钙、磷的消化吸收，适合孕妈妈食用。

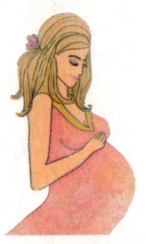

怀孕第 9 个月 (33~36 周)

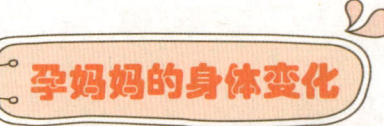

孕妈妈的身体变化

① **体重**：体重继续增加。

② **子宫**：继续向上、往大长，子宫高达 28~30 厘米，已经升到心口窝。

③ **乳房**：乳腺和乳腺导管继续发育，已经完全具备分泌乳汁的能力了。

④ **频尿、尿急**：胎头下降，压迫膀胱，导致孕妈妈的尿频现象加重，经常有尿意。

⑤ **胀气、便秘**：由于孕妈妈活动减少，胃肠的蠕动也相对减少，食物残渣在肠内停留时间长，就会造成便秘，甚至引起痔疮。

⑥ **水肿**：产妈妈此时手脚、腿等都会出现水肿，因此您要注意水的摄入量。对于水肿情况严重的孕妈妈，要及时看医生。

⑦ **呼吸变化**：到了36周的时候，孕妈妈前一阵子的呼吸困难开始缓解。

⑧ **妊娠反应**：胃口变得不好，因为到了孕晚期，子宫膨大压迫了胃，使胃的容量变小，因此孕妈妈常常是吃了一点就感觉饱了。

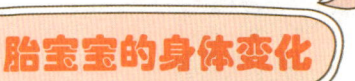

胎宝宝的身体变化

胎宝宝身体各部分发育较完善，生存能力较强，此时的早产儿较易存活。

① **胎长**：46~50 厘米

② **胎重**：2000~2800 克

③ **四肢**：胎宝宝此时身体呈圆形，皮下脂肪较为丰富，皮肤的皱纹、毛发都相对减少。皮

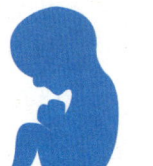

肤呈淡红色，指甲长到指尖部位。手肘、小脚丫和头部可能会清楚地在你的腹部突现出来。

④**器官**：胎宝宝的听力已充分发育，对外界的声音已有反应。男宝的睾丸已经降至阴囊中，女孩的大阴唇已隆起。胎宝宝的呼吸系统、消化系统已近成熟。胎宝宝肺部发育已基本完成，存活的可能性较高。两个肾脏已发育完全。

⑤**胎儿姿势**：第34周，胎宝宝应该已经为分娩做好了准备，将身体转为头位，即头朝下的姿势，头部已经进入骨盆。

⑥**胎动**：第35周，胎动每12小时30次左右为正常，胎动少于20次表示胎宝宝可能缺氧，少于10次则表示胎宝宝有生命危险。

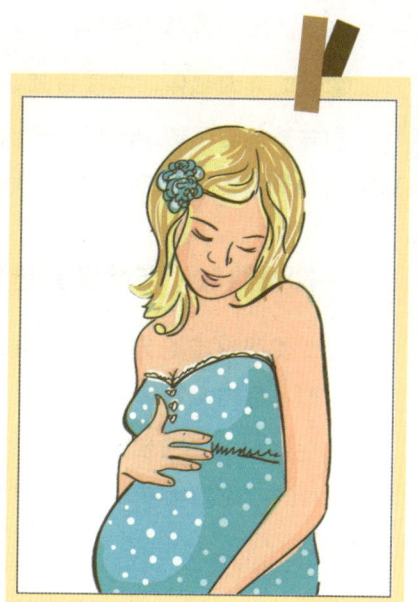

孕9月胎教方案

● 情绪胎教：保持好心境

孕9月胎宝宝的听力已充分发育，对外界的声音已有反应，而且能够表现出喜欢或厌烦的表情。这时，孕妈妈的情绪对胎宝宝的影响将更加深刻，因此要积极做好情绪胎教：

①准爸妈要多畅想孩子美好的未来，避免烦恼、惊恐和忧虑。

②把家里布置得整洁美观，赏心悦目，并挂上娃娃图片，孕妈妈可以通过这些方法强化腹中孩子的形象。孕妈妈还要多欣赏花卉盆景、美术作品和大自然美好的景色，多到户外呼吸新鲜空气。

③饮食起居要有规律，按时作息，进行

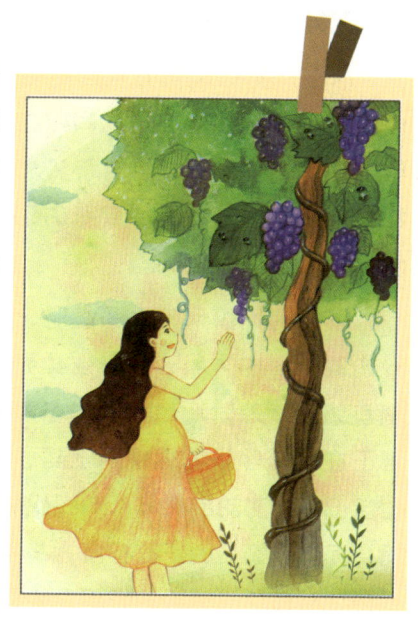

一些行之有效的劳动和锻炼。

④听优美的音乐，常读诗歌、童话故事和科学育儿书刊。

⑤准爸爸应了解孕妈妈产生的一系列生理及心理的变化，应加倍关心、爱护孕妈妈，多做美味可口的食物，营造美好的生活环境，共同憧憬美好的未来。

● 知识胎教：与胎宝宝进行思维与情感的交流

孕妈妈可以给胎宝宝进行简单的思维教育，比如教育宝宝数数，告诉他鸟儿会飞、鱼儿会游水等简单的现象，让胎宝宝有丰富的思维活动，不会觉得空虚。

而在情感上，孕妈妈的轻声呼唤以及温柔的抚摸，都可以让胎宝宝感觉到爱意。孕9月，临近生产，孕妈妈要多关注胎宝宝，避免临产的紧张影响到胎宝宝的情绪。

● 美育胎教：水彩画《妈妈与宝宝》

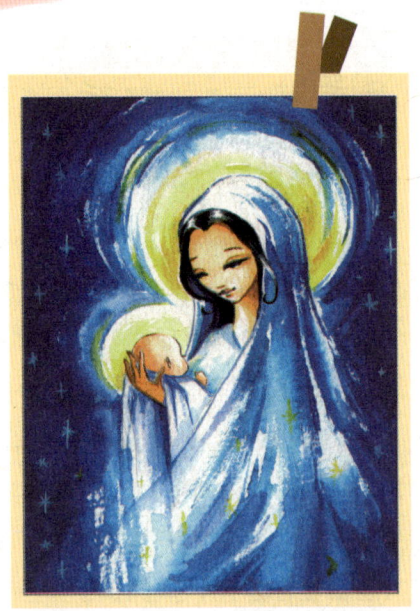

母爱是伟大而又永恒的主题，各个画家都用自己最深层的感悟将这一主题诉诸于画笔，而这幅蓝色妈妈与宝宝图也不例外，它展现了最平常、最扣人心弦的母爱。

这是一幅让人赏心悦目的图画，画中蓝色的基调让人眼前一亮，同时也能让人心情平静下来，妈妈看向宝宝那种非常满足的眼神，让人顿生感动，与夸张的深蓝色对比，妈妈的眼神朴实又满足。

画中的妈妈十分潇洒优雅，她的装束朴素典雅，端庄秀丽，目光温柔而且深情。她侧身站着，双臂托着孩子，嘴微微张开，仿佛正在对孩子讲着温情的话语，可以想象，宝宝正露出甜甜的微笑，向妈妈展现他此刻的满足，再看妈妈，此刻显得无限妩媚。而这个简单的托起宝宝，与宝宝絮语的动作，几乎每个母亲都做过，而母爱正是体现在这一简单的托起之中，因为，此刻的母亲就是宝宝的全世界，而宝宝也是妈妈的全世界。

·准爸爸胎教：可以给宝宝布置婴儿房

宝宝快要到来，孕妈妈与准爸爸可以开始动手布置一个舒适的婴儿房了。

应将婴儿房布置得干净、整洁，配合柔和的光线，温暖的色彩，让宝宝一住到这里就能很快适应。

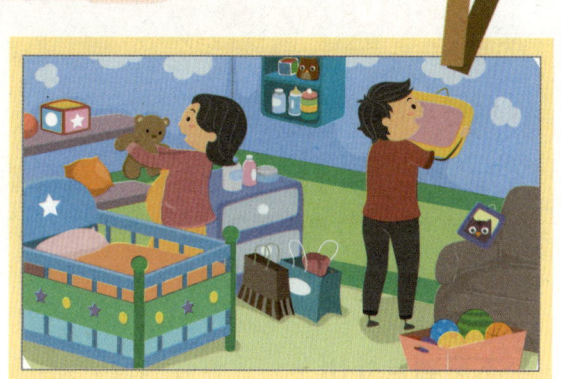

孕9月体检要点

·胎动计数

每个胎宝宝的活动量不同，因此每个孕妇都有自己的胎动规律。如果胎儿在12小时内的活动次数少于10次，或胎动次数逐日下降超过50%而不能恢复，或突然下降超过50%，这表示胎宝宝可能缺氧。孕妈妈要及时采取左侧卧位，增加胎盘血流，并到医院作进一步检查和治疗。

·胎心·率监测

如果胎动时呈现胎心率加速变化属正常反应，这意味着胎盘功能还不错，一周内将不会发生胎盘功能减退所致的胎宝宝死亡。

·B超检查

做一次详细的超声波检查，包括胎宝宝双顶径大小、胎盘功能分级、羊水量等。妈妈可以评估胎宝宝当时的体重及发育状况，并预估胎宝宝正常生产时的重量，适当补充一些营养物质。

孕9月生活指南

● 做好早产的准备

孕9月的妈妈随时有早产可能，所以要做好一切准备。准备好以前的检查记录与住院费用，准备好去医院应带的物品，保暖厚袜子、睡衣、外衣、喂奶大罩衫、内衣内裤、卫生巾、食品等。

● 不可独自外出

孕9月的妈妈要避免单独外出，也尽量不要外出太久。而随着胎宝宝的长大，孕妈妈的身体负担会更重，所以孕妈妈要更加注意自己的身体。

● 学会缓解焦虑

产期将近，孕妈妈通常都会有不同程度的焦虑，越来越害怕生产的来临。孕妈妈在孕晚期要保持积极的态度，通过不同方式消除产前焦虑，当然这还需要其他家庭成员的共同努力。

这样可以减轻水肿

孕后内分泌的改变，会引起体内水钠滞留，加上妊娠子宫压迫盆腔到下肢的静脉，使下肢的血流回流受阻，导致孕妈妈在妊娠晚期都会出现较明显的下肢水肿现象。这时孕妈妈可以这样做：

①避免长时间站立及蹲坐，并适当更换姿势；睡眠时适当垫高下肢，采取左侧卧位的姿势睡眠。

②坐在沙发或椅子上时可以把脚抬高休息，并转动踝关节和脚部。

③把两手高举到头部，先弯曲再伸直每个手指。

④如果腿部水肿超过膝盖，要尽快去医院就诊。

孕9月妈妈饮食应注意什么

● 恰当的饮食，让宝宝健康出生

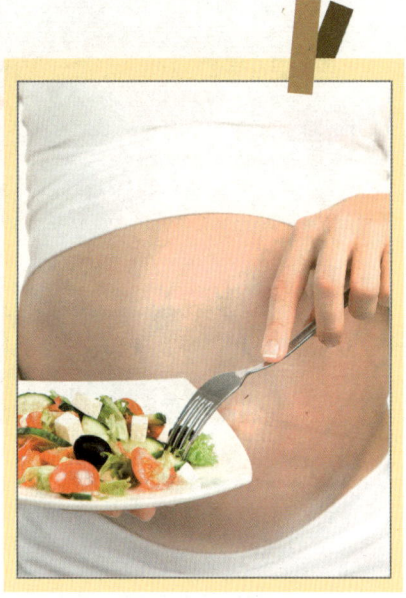

孕妈妈应少吃多餐，以高蛋白、营养全面为主，多吃富含微量元素和维生素的食物，注意限制动物脂肪和盐的摄入，适当减少饮水量。另外，胎儿的骨骼和牙齿的钙化，是在胚胎2个月时开始进行的，8个月后增加迅速，所以，孕9月是决定宝宝日后牙齿是否整齐、坚固的关键时期之一。因此，孕妈妈可以多摄入营养丰富的海洋食物，它们富含脂肪、胆固醇、蛋白质、维生素A和维生素D，与眼睛、皮肤、牙齿和骨骼的正常发育关系密切。尤其是海鱼，含有大量的鱼油，这种鱼油有利于人体新陈代谢。而且，海鱼还可以提供丰富的矿物质，如镁、铁、碘等元素，它对促进胎儿生长发育有良好的作用。

● 预防便秘

孕妈妈这时要注意摄取足够量的膳食纤维，促进肠道蠕动，预防便秘。富含膳食纤维的食物有芹菜、胡萝卜、白薯、土豆、豆芽、菜花、火龙果等各种新鲜蔬菜水果。此外，孕妈妈可适当进行户外运动，并养成每日定时排便的习惯。

● 增加维生素B_1的摄入

如果孕妈妈体内的维生素B_1不足，很容易出现呕吐、疲倦等不适之症，还可能会影响分娩，导致产程延长。此外，缺乏维生素B_1的孕妇可能会使新生儿出现不适。所以孕妈妈平日要注意补充维生素B_1，可以通过多吃玉米、小米、肝脏、蛋类等食物来补充。

孕9月营养食谱

西红柿豆芽汤

◀原料▶ 豆芽200克,西红柿100克

◀调料▶ 盐3克

◀做法▶ ①将洗净的西红柿切成瓣,备用;豆芽洗净,切去头尾。②砂锅中注入适量清水,用大火烧热。③倒入西红柿、豆芽,加入盐搅拌均匀,略煮一会儿至食材入味。④关火后将煮好的汤料盛入碗中即可。

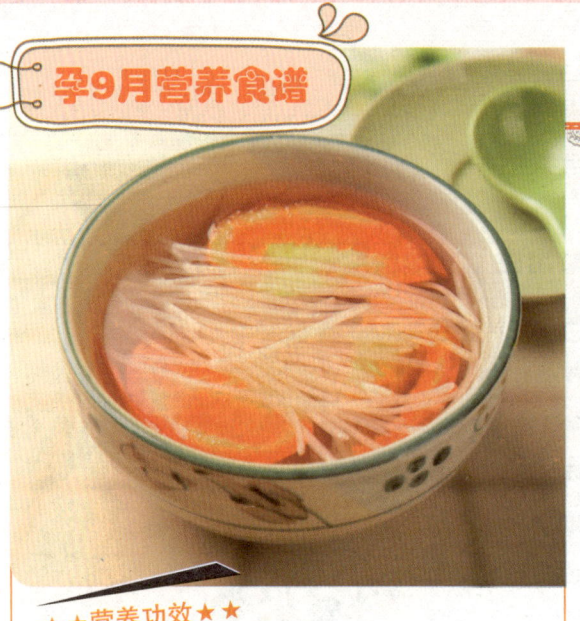

★★营养功效★★

黄豆芽能减少体内乳酸堆积,消除疲劳。本品是孕妈妈理想的营养美容食品。

精力粥

◀原料▶ 三合一麦片1包,什锦果麦20克,葡萄干10克

◀调料▶ 白糖、热开水各适量

◀做法▶ ①将三合一麦片撕开包装,倒入碗中冲入200毫升热开水泡3分钟。②往碗中撒入什锦果麦及葡萄干,加入适量白糖,搅拌均匀,即可食用。

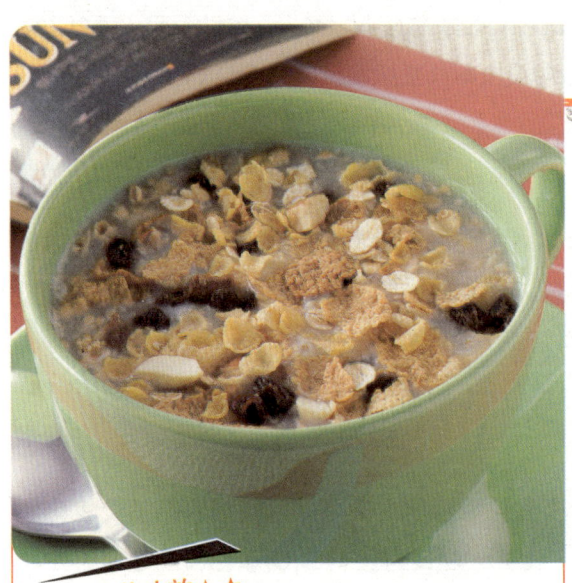

★★营养功效★★

燕麦含维生素B_1和B_2、多种矿物质,可促使孕妈妈胆汁酸排出体外、预防心血管疾病。

野山菌炒鲜贝

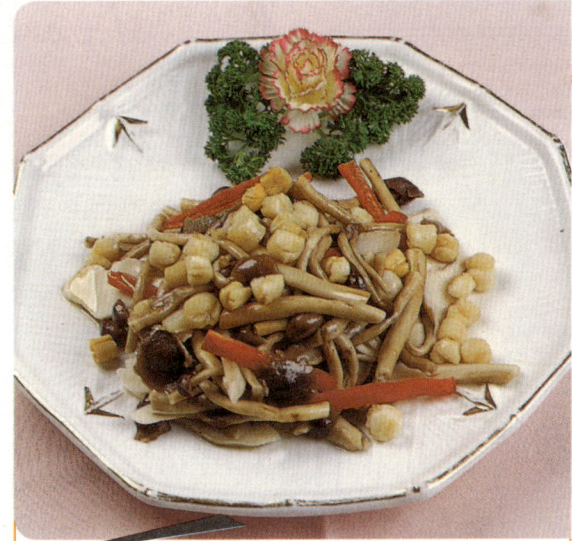

◀原料▶ 野山菌、鲜贝肉各250克，红椒50克

◀调料▶ 盐4克，料酒8毫升，食用油少许

◀做法▶ ①将鲜贝肉洗净；红椒洗净，切条；野山菌洗净，去根部备用。

②将油锅烧热，放鲜贝肉，烹入料酒，滑熟捞出；另起油锅，放野山菌翻炒。

③炒至八成熟时，放入鲜贝肉、红椒炒匀，加盐调味，起锅装盘即可。

★★营养功效★★

鲜贝含有丰富的蛋白质、维生素A，可防治身体虚弱、营养不良，维持孕妈妈的健康。

蟹黄豆花

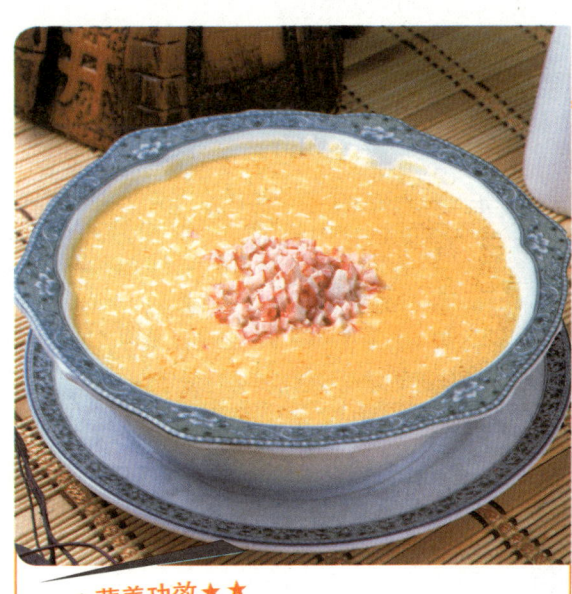

◀原料▶ 豆腐200克，咸蛋黄、蟹柳各50克

◀调料▶ 盐3克，蟹黄酱、食用油各适量

◀做法▶ ①将豆腐洗净，切丁，装盘；咸蛋黄捣碎；蟹柳洗净，入沸水烫熟后切碎。

②将油锅烧热，放入咸蛋黄、蟹黄酱略炒，加入适量的盐炒匀，出锅盛在豆腐上。

③把豆腐放入蒸锅蒸10分钟，取出，撒上蟹柳碎即可。

★★营养功效★★

蟹肉富含蛋白质及多种维生素，有生精髓、壮筋骨之效，有利于孕妈妈的身体健康。

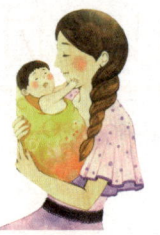

怀孕第10个月（37~40周）

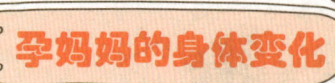
孕妈妈的身体变化

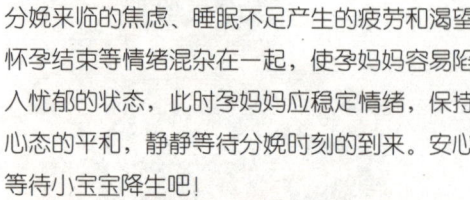

分娩来临的焦虑、睡眠不足产生的疲劳和渴望怀孕结束等情绪混杂在一起，使孕妈妈容易陷入忧郁的状态，此时孕妈妈应稳定情绪，保持心态的平和，静静等待分娩时刻的到来。安心等待小宝宝降生吧！

① **体重**：体重达到高峰期。

② **乳房**：有更多乳汁从乳头溢出。

③ **子宫**：子宫底下降，进入盆腔。

④ **阴道分泌物**：阴道分泌物增多。

⑤ **频尿、尿急**：常会尿急或觉得尿不干净。

⑥ **胀气、便秘**：便秘会变得明显。

⑦ **呼吸变化**：子宫下降，对胸部的压迫消除，呼吸变得较轻松。

⑧ **妊娠反应**：这时有不规则阵痛、水肿、静脉曲张等感觉，在分娩前更加明显。

胎宝宝的身体变化

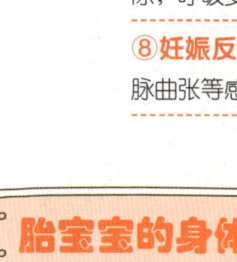

这时，胎宝宝从一个小细胞发育到了2亿个细胞，随时准备与爸爸妈妈见面了。

① **胎长**：约51厘米

② **胎重**：2800~3500克

③ **四肢**：手、脚的肌肉已发达，骨骼已变硬。头发已长3~4厘米。

④ **器官**：第37周时，胎宝宝现在会自动转向光源，这叫做"向光反应"。胎宝宝的感觉器官和神经系统可对母体内外的各种刺激作出反

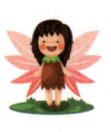
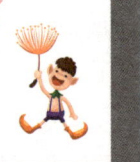

应，能敏锐地感知母亲的思考，并感知母亲的心情、情绪以及对自己的态度。身体各部分器官已发育完成，其中肺部是最后一个成熟的器官，在宝宝出生后几个小时内他才能建立起正常的呼吸模式。

胎动：胎宝宝安静了许多，不太爱活动了。这是因为这时胎宝宝的头部已固定在骨盆中。

胎儿姿势：胎宝宝的头在你的骨盆腔内摇摆，周围有骨盆的骨架保护着。

孕10月胎教方案

● 知识胎教：临近生产，不宜进行抚摸

孕10月胎宝宝随时可能分娩而出，这时不宜对胎宝宝进行拍打或者抚摸，尤其是有先兆流产或先兆早产迹象的孕妈妈更不宜对胎宝宝进行拍打或抚摸，有过流产、早产、产前出血的孕妈妈也不宜对胎宝宝进行抚摸胎教。

● 知识胎教：临产前较适宜的胎教

（1）美学胎教

孕妈妈通过写字、绘画，欣赏美景、音乐等可以陶冶情趣，缓解临产紧张的情绪，让胎宝宝感到愉快，又可以锻炼胎宝宝的思维能力。

（2）手工胎教

孕妈妈做一些简单的手工，可以转移注意力，还可以促进大脑皮层部分的活动，提高思维能力，从而促进胎宝宝大脑的发育。编织、刺绣、拼图都是孕妈妈可以尝试的。

（3）音乐胎教

孕妈妈可以听一些轻快动听的音乐，放松心情，并将自己和胎宝宝带入愉快的情景中。反复聆听还可以促进胎宝宝记忆功能的发展。

（4）语言胎教

孕妈妈或准爸爸通过充满爱意的表达，让宝宝熟悉自己，有利于宝宝出生后，与其相处。

孕10月产检要点

● 胎动计数

每个孕妈妈都有自己的胎动规律，但如果胎宝宝在12小时内的活动次数少于10次，或胎动次数逐日下降超过50%而一直不恢复，或突然下降超过50%，说明胎宝宝可能缺氧。孕妈妈应高度重视，及时采取左侧卧位，增加胎盘血流，并到医院进一步检查和治疗。

● 胎心率监测

是了解胎动、宫缩时胎心反应的依据，还可以推测出宫内胎宝宝是否缺氧。

● B超检查

监测羊水量、胎盘位置、胎盘成熟度及胎宝宝有无畸形，了解胎宝宝发育与孕周是否相符，为确定生产的方式提供可靠的依据。

● 血检查

检测体内激素水平是否在正常范围内，从而间接地了解胎盘功能是否正常。

● 胎位检查

确认胎位是头位（头先露）、臀位（臀先露），或属于其他异常胎位，确定孕妈妈自然分娩还是手术助产。

小贴士

38周以后，孕妈妈应有随时生产的心理准备，有的孕妈妈到了42周以后，仍没有生产迹象，此时就应考虑让医生使用催产素。

孕10月生活指南

● 不可独自外出

孕10月孕妈妈生产的可能性更高，这时最好留在家中，随时待产，避免独自外出，尽量不要出远门。

● 适量运动

保持适当的运动可以让身体维持较健康的状态，特别是要坚持分娩锻炼中的呼吸锻炼、按摩锻炼和用力锻炼。

● 保持身体清洁

一旦孕妈妈生产，在相当长时间内不能洗浴，所以产前要随时保持身体的清洁，准备待产。

● 学会放松

接近生产，孕妈妈的心情想必紧张又喜悦。这时保持稳定的情绪对生产很有好处，所以，孕妈妈要学会转移注意力，放松心情。当然其中不能缺少准爸爸以及其他家人的支持。

谨慎对待腹痛

孕10月时，孕妈妈的腹部隆起，全身负担加重，而且临近生产，孕妈妈出现腹痛情况会明显增多。这时的腹痛孕妈妈要留神小心，避免不正常情况的发生。

● 正常的腹痛情况如下

子宫压迫肋骨引发的疼痛：子宫随着胎儿的长大而变大，并刺激肋骨下缘，引起孕妈妈的肋骨钝痛。这种疼痛通过左侧卧可以缓解。

假宫缩引发的疼痛：假宫缩通常在深夜发作，天亮时消失，而且根据宫缩频率不同，时间长短也不定。假宫缩的强度不会增强，没有下坠感，孕妈妈会感到轻微的胀痛，这时孕妈妈宜做好生产准备。

胎动引起的疼痛：胎宝宝越来越强壮，偶尔会用力踢孕妈妈。当胎宝宝头部撞在骨盆肌肉时，孕妈妈会感到被重击。这时要注意胎动次数，以判断胎宝宝是否健康：每日早、中、晚卧床计数，每次1小时，将胎动次数相加起来，乘以4即为12小时的胎动，12小时内胎动次数大于或等于30为正常。

• 不正常的腹痛情况如下

胎盘早剥引起疼痛：下腹部有撕裂感的疼痛，多伴有阴道出血，这时要尽快到医院就诊。

子宫先兆破裂引起疼痛：下腹持续腹痛，呼吸急促，子宫破裂瞬间有撕裂感的疼痛，破裂后疼痛缓解，但随着子宫的血液、羊水、胎宝宝进入腹腔，会再次感到腹痛并加重，孕妈妈呼吸急促，面色苍白，逐渐休克，严重会引起母子死亡。为避免这种情况，要与医生经常联系，一旦感受到异样，马上到医院就诊。

孕10月妈妈饮食应注意什么

• 多吃些脂肪和糖类

分娩临近，孕妈妈需要储备能量，所以要多吃些脂肪和糖类，但是为了避免胎宝宝过大而影响分娩，食物摄取也不能过量，孕妈妈体重比孕前增加10~15千克为宜。

• 少吃多餐

孕妈妈要充分摄取营养，宜少食多餐，进餐的次数增至5次以上，这样便于消化吸收。另外，注意选择体积小、营养价值高的食物，如动物性食品等，减少营养价值低而体积大的食物，如土豆、红薯等。

孕10月营养食谱

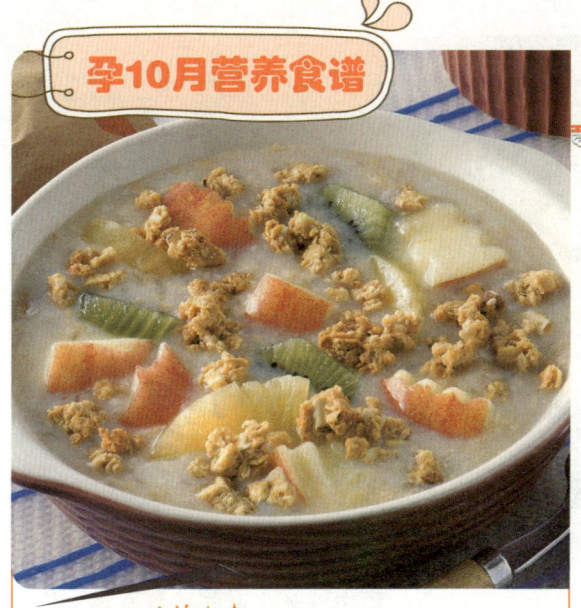

水果粥

◀原料▶ 三合一麦片1包，燕麦片30克，苹果、猕猴桃、菠萝罐头各50克

◀做法▶ ①将苹果洗净、去核；猕猴桃洗净、去皮；菠萝罐头打开后取菠萝，均切丁备用。

②将三合一麦片撕开包装，倒入碗中，冲入200克热开水，泡3分钟。

③碗中加入燕麦片、苹果丁、猕猴桃丁及菠萝丁，拌匀即可。

★★营养功效★★

苹果富含糖分、维生素和矿物质；本品有安眠养神、消食化积的作用，适合孕期食用。

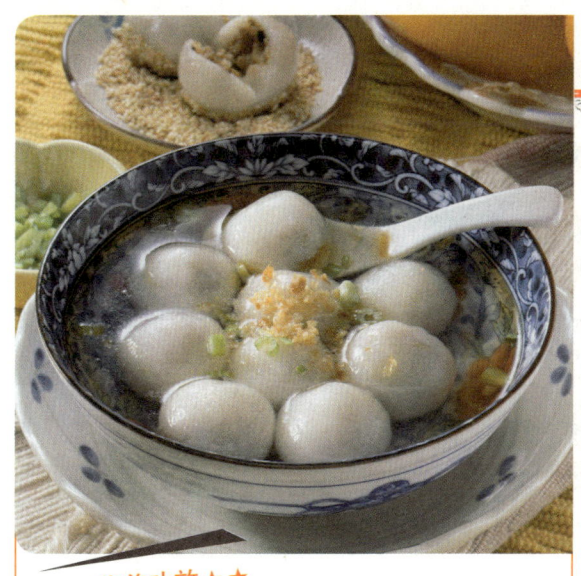

鲜肉汤圆

◀原料▶ 糯米粉250克，猪肉馅150克，香菇3个，马蹄5个，红葱头3瓣，肉松少许

◀调料▶ 酱油15毫升，盐、白糖、胡椒粉各3克，沙拉油少许

◀做法▶ ①将糯米粉加入沙拉油、水拌匀。

②搓揉成面团，静置后再搓成长条，分成小块。

③香菇泡软切丁；马蹄、红葱头均去皮，切丁，放入热锅中加入酱油、盐、白糖、胡椒粉及猪肉馅炒匀做成馅，将小面团包馅，揉成汤圆后煮熟，装碗后撒肉松即可。

★★营养功效★★

猪肉富含蛋白质，可提供必要的营养物质。本品软香可口，有利于孕妈妈消化吸收。

蛋里藏珍

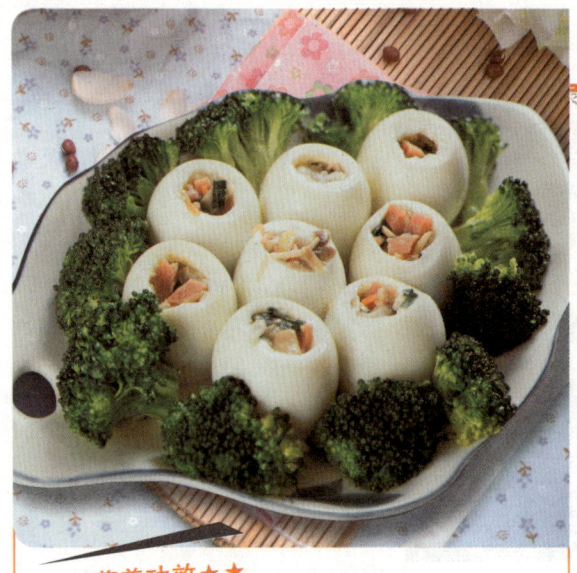

★★营养功效★★

鸡蛋中含有多种维生素和氨基酸,是人体铁的良好来源,也是产妇的良好补品。

◀原料▶ 鸡蛋8个,蘑菇3个,袖珍菇、金针菇、西蓝花、鱿鱼、火腿各适量

◀调料▶ 胡椒粉3克,盐5克,食用油少许

◀做法▶ ①所有原材料(鸡蛋、西蓝花除外)洗净后,全部切成末状;鸡蛋煮熟,去蛋壳,掏去蛋黄。②锅注油烧热,放入所有原材料(鸡蛋除外)炒熟,调入盐、胡椒粉调味,盛起,装入掏空的蛋白中,入锅蒸10分钟即可,西蓝花焯熟后装盘,将蛋白放入盘中即可。

金牌银鲳鱼

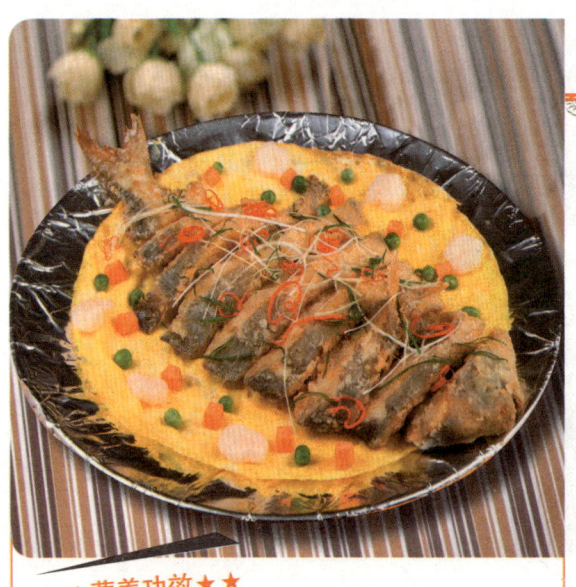

★★营养功效★★

银鲳鱼具有益气养血、柔筋利骨之功效。孕妈妈食用还可以防治贫血。

◀原料▶ 银鲳鱼1条,鸡蛋、豌豆、胡萝卜各适量

◀调料▶ 盐、水淀粉、虾仁、红椒丝、葱丝、食用油各适量

◀做法▶ ①去除银鲳鱼的鳞片和内脏,洗净切段,加盐和水淀粉腌制;鸡蛋打散,加盐搅成蛋液,入油锅煎成蛋皮摆盘;虾仁、豌豆、胡萝卜分别洗净,入沸水烫熟。②将银鲳鱼入油锅炸熟,装盘,用虾仁、豌豆、胡萝卜摆盘点缀,撒上红椒丝、葱丝即可。

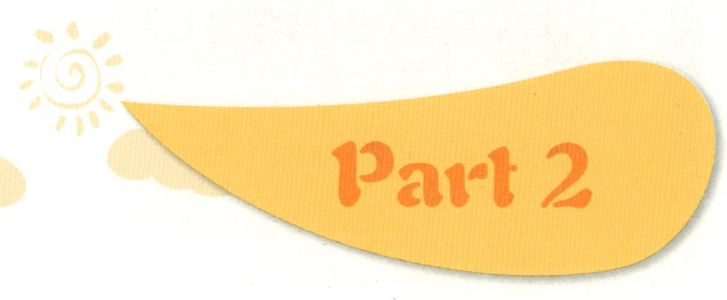

分娩篇

分娩是人类繁衍生息的自然过程，但是这种由子宫收缩和紧张恐惧的心理引起的分娩疼痛，对于大多数产妇尤其是初产妇而言是极其痛苦的。而部分妈妈因为身体原因，需要进行剖宫产分娩。无论是自然分娩还是剖宫产分娩，孕妈妈都要承受痛苦与风险，各有利弊。

本章节将自然分娩、剖宫产分娩的要点以及护理知识献给所有的孕妈妈，希望所有的孕妈妈都可以顺利分娩！

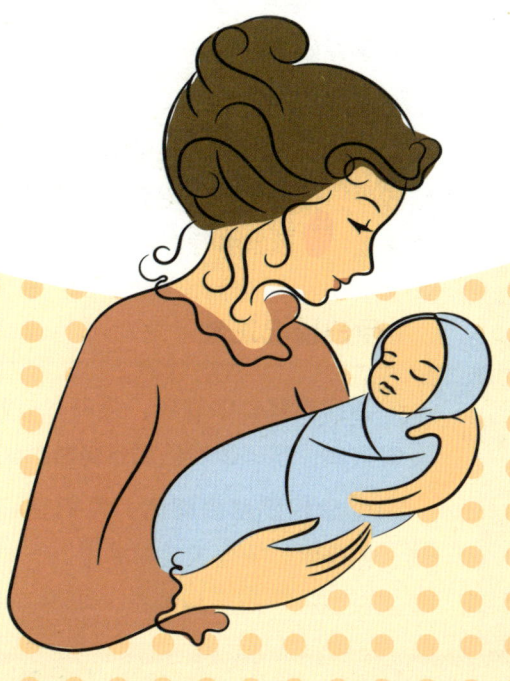

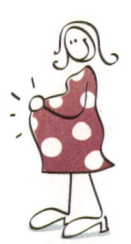

自然分娩

可以自然分娩的标准

● 胎宝宝情况正常

①在整个孕期中，胎宝宝的体重没有过重或过轻，即孕妈妈在整个孕期体重增加量约在12500～15000克为标准。

②胎位正常，胎宝宝的头部最靠近子宫出口，胎宝宝的头部俯往胸前，这样的姿势能让胎宝宝较快且顺利地通过产道生出来。

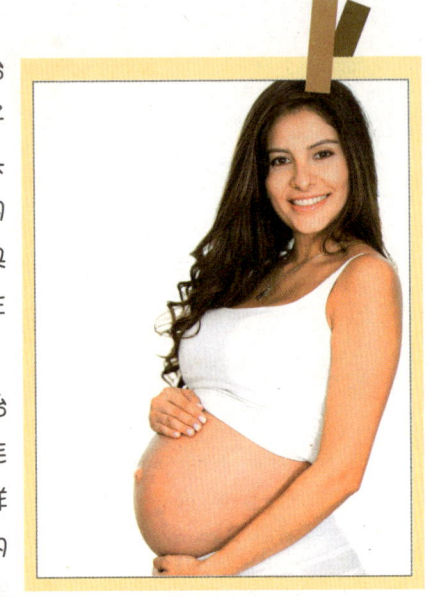

③在临产时，胎宝宝在宫内应保证能获得充足的氧气，这样可使孕妈妈有充足的时间进行自然分娩。

④胎宝宝脐带缠绕情况正常，即脐带缠绕胎宝宝周数较少，缠绕较松，胎宝宝活动自在，这样便不会发生临床症状，可以进行自然分娩。

● 孕妇情况正常

①孕妈妈身体健康，没有心脏病、高血压、慢性肾炎等疾病，可以承受自然分娩时的痛苦和压力。

②孕妈妈盆骨够宽，盆骨呈桶状，宽而浅，骨质薄，内径大，胎宝宝容易通过。一般来说，骨盆直径10厘米左右的一般就能顺产，但最好进一步确认胎宝宝的

大小是否与盆骨的大小相称，之后再确定是否采用自然分娩。

③产妇的年龄最好在24～28岁之间，因为这个时期的产妇身体各组织发育成熟，盆骨已经定型而不僵硬，容易扩大、伸张，子宫的收缩能力也比较强，通常都可以进行自然分娩。

④临产时，产妇应保持情绪稳定，这种状态对自然分娩有利，相反，如果产妇的情绪过于紧张，很可能会导致自然分娩较为困难，甚至不得不进行剖宫产。

自然分娩对产妇的影响

● 自然分娩对产妇的好处

①自然分娩的损伤小、出血少，生产当天就能下床走动，有利于产后恢复，且有利于产后恶露排出，使子宫快速复原，几乎不会影响以后的生育。

②自然分娩可避免产妇因剖宫产手术出现的并发症。

③自然分娩的产妇身体恢复比较快，泌乳也较快，一般产后几小时内就可分泌乳汁，让新生儿喝到珍贵的初乳。

④可以增进母子的沟通和配合，增强女性当母亲的幸福感以及责任感。

● 自然分娩对产妇的坏处

①自然分娩的产程长，产前会有较为严重的阵痛。

②经产妇及宫颈松弛者容易发生急产，即产程不足3小时，这样易导致产妇会阴、阴道或子宫颈撕裂，在特殊情况下，如站着生下孩子等，会造成子宫翻出体外，还可使子宫纤维的缩复能力降低，使胎盘滞留在子宫内，增加产后出血的可能性。

③自然分娩的产妇在产后会因子宫收缩不好而出血，若产后出血无法控制，需紧急剖宫处理。严重者需切除子宫，以防危及生命。

④早期破水、产程延长者易发生产后感染或产褥热。

⑤自然分娩或使产后阴道松弛，或将影响以后的夫妻生活。

自然分娩对宝宝的影响

● 自然分娩对宝宝的好处

①在自然分娩过程中,由于子宫收缩及产道挤压,胎儿呼吸道内的羊水和黏液得以排出,使胎儿肺部得到锻炼,其肺泡表面活性物质也增加,肺泡易于扩张,也降低了孩子出生后发生呼吸系统疾病的几率,能使宝宝迅速建立正常的呼吸,适应外界环境。

②自然分娩时,胎儿会受到触、味、痛觉及本位感的锻炼,能促进大脑及前庭功能的发育,对今后运动及性格均有好处。

③在自然分娩过程中,母体会将免疫球蛋白G传给胎儿,使自然分娩的新生儿具有更强的抵抗力。

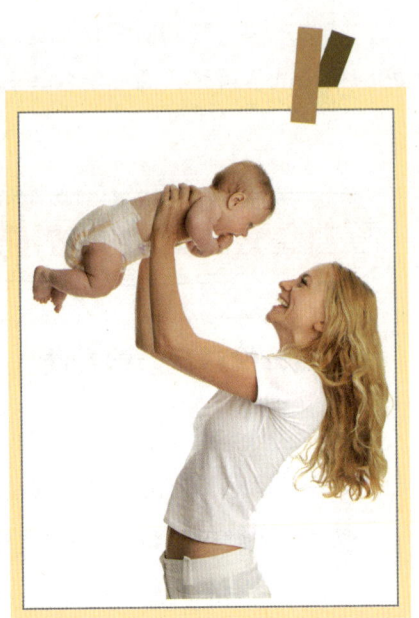

● 自然分娩对宝宝的坏处

①自然分娩时,羊水中会产生胎便,导致新生儿胎便吸入综合征,即气管和肺泡发炎及其他合并症,如呼吸道阻塞、肺高压、肺气肿、气胸、肺泡扩张不全等。

②在胎儿难产或母体精力耗尽,需以产钳或真空吸引来助产时,可能会引起胎儿头部肿大,而且这种肿大现象可能需要相当长的一段时间才能消失。

③在自然分娩过程中,会有很多不确定的因素存在,可能会导致胎儿在子宫内发生意外,如脐绕颈、打结或脱垂等现象,这些意外无法事先察觉,而且不容易处理,存在一定的风险性。

④进行自然分娩时,如果胎儿过重,易造成肩难产,从而导致新生儿锁骨骨折,或臂神经丛损伤,甚至可能会造成新生儿身体上的缺陷。

⑤如果发生急产,孩子可能无法及时适应外界压力,造成颅内血管破裂,出现颅内出血,从而影响孩子的智力发育,严重者还可能会造成智力障碍。

自然分娩前需做好哪些准备工作

给妈妈的准备

(1) 准备好入院资料与手续

尽早选好入住的医院,最好是孕期做产检的医院,准备好孕期保健手册、医疗证、身份证、医保卡、准生证等资料,随时安排孕妇入院待产。

(2) 准备好贴身物品

宽松外套1~2件,在气温较低时穿;内裤4条、哺乳式文胸2~3个,内衣若干,最好选纯棉制品;裤子4条,可选择较厚实的针织棉纺织品,如运动裤;出院衣服1套;拖鞋1双,如果天冷可再加3双棉袜子;产妇垫巾;特殊或加长加大的卫生巾、产后卫生棉、面巾纸。

(3) 准备好洗漱用品

杯子、饭盒、汤匙、吸管、牙膏、牙刷、漱口杯、香皂、洗面奶、梳子、镜子、发卡等按需要准备,热水袋1个,毛巾3条(分别用来擦脸、上半身、下半身)、方巾2条(擦洗乳房)、脸盆3~4个。

(4) 适当准备补能食品

准备一些人参、巧克力等补能食品,为产妇分娩时补足体力。另外,如果可以,准备一些燕窝,产后食用,进补效果会非常理想。

(5) 准备好纪念工具

准备好相机或者DV,记录下妈妈在推入产房之前的状态以及宝宝出生之后的样子。要注意相机或者DV要有充足的电量以及存储空间。

给宝宝的准备

(1) 准备好贴身衣物

准备好宝宝的纯棉内衣4~5套,保暖性要好,质地柔软;口水巾2~3个;

在冬天则要准备棉衣棉裤3~4套；好尿不湿、尿片、隔尿垫布、纸尿裤若干。

（2）准备好喂食以及洗漱用品

奶瓶2个，奶嘴4~5个，奶瓶刷子1个，消毒锅1个，婴儿碗、勺1套；洗脸盆2个，浴盆1个，洗澡带1个，毛巾2~3条，水温计1个，护肤品、洗衣液适当准备。

准妈妈自然分娩时，准爸爸做什么

• 第一产程，帮助妈妈放松

准爸爸要多陪伴准妈妈，并多与她进行交流，还要适当帮准妈妈按摩腰、背、腹等部位，使准妈妈尽量放松。

• 第二产程，鼓励妈妈活动

准爸爸要密切关注准妈妈身体的变化，指导准妈妈配合宫缩屏气、用力。

在宫缩间歇期，鼓励准妈妈坚持活动，如站立、走动等，并随时满足准妈妈的生理需要，如喝水、补充补能食品等。

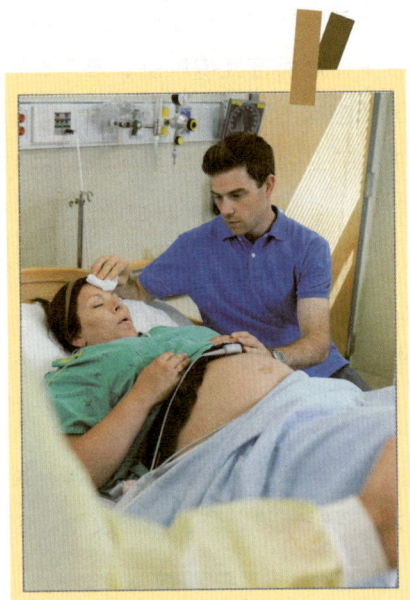

• 第三产程，耐性等候，配合医生

准妈妈正式分娩，这个时候准爸爸通常无法守候在准妈妈身边，但一定要耐心等候，并积极配合医生。

• 第四产程，照顾好婴儿

这时候胎儿已经娩出，而妈妈已经筋疲力尽，所以爸爸要协助妈妈进食、喝水、排尿，并与妈妈分享喜悦，尽早对新生儿做到早接触、早吸吮。待母婴关系建立后，爸爸要多照顾好婴儿，为妈妈争取足够时间，好好休息。

在医院自然分娩时，应该如何与医生配合

分娩的第一产程的配合

第一产程是指从子宫出现规律性的收缩开始，直到子宫口完全开大为止。第一产程期间，常规的子宫收缩使宫颈扩张，先变短，然后全部消失，以让孩子通过。宫颈完全扩张的时候能够打开到10厘米宽。收缩过程是分娩最长的阶段，可能会花15~20个小时。但对于经产妇（有生产经历的妇女）来说，这一过程往往会快得多。

在这一阶段，孩子的头部或臀部会以旋转的动作向骨盆底挤压，此时，产妇会出现不同程度的疼痛，但是不要用力，也不要紧张，否则会使宫口肿胀、发紧、难以张开。这时医生会建议产妇尽量放松来度过这个令人不安的时刻。

此时准爸爸要协助妻子配合医生，做到以下几点。

（1）思想放松，精神愉快

做深慢、均匀的腹式呼吸能助产，即每次宫缩时深吸气，同时逐渐鼓高腹部，呼气时缓缓下降，可以减少痛苦。

（2）注意休息，适当运动

利用宫缩间隙休息、节省体力，切忌烦躁不安而消耗精力。如果胎膜未破，可以让产妇下床活动，因为适当的活动也能促进宫缩，有利于胎头下降。

（3）采取最佳体位

除非是医生认为有必要，否则不要采取特定的体位。能使产妇感觉减轻阵痛的，就是最佳体位。

（4）乘机补充营养和水分

尽量吃些高热量的食物，如粥、牛奶、鸡蛋等，多饮汤水以保证有足够的精

力来承担分娩重任。

（5）勤排小便

膨胀的膀胱有碍胎先露下降和子宫收缩。应在保证充分的水分摄入前提下，每2~4小时主动排尿1次。

● 分娩的第二产程的配合

第二产程是指从宫口开全到胎儿娩出的阶段。宫口开全，胎儿会随着宫缩逐渐下降，当胎先露部下降到骨盆底部压迫直肠时，产妇便不由自主地随着宫缩向下用力，胎儿从完全开大的子宫口娩出。

医护人员会根据情况，确定是否需要在会阴处切一个小口，以加速产子的过程，并降低撕破会阴的风险，又或者使用其他如真空抽吸的方法来助产。

在这一阶段中，产妇积极地用力排胎是十分重要的。宫口开全后，产妇要注意随着宫缩用力。当宫缩时，两手紧握床旁把手，先吸一口气憋住，接着向下用力。在子宫收缩间歇尽量放松，平静地深呼吸，放松，喝点水，准备下次用力。

当胎头即将娩出时，产妇要积极配合接生人员，不要再屏气向下用力，避免造成会阴严重裂伤。

● 分娩的第三产程的配合

第三产程是指从胎儿娩出直至胎盘娩出的过程。准爸爸通常无法陪伴在妻子身边。这时胎儿产出，医生剪断脐带，接着孩子第一声的哭泣将空气吸入肺腔，哭泣咳嗽反射会排除那里的黏液。医生会对孩子第一次的呼吸、皮肤颜色、肌肉力量做仔细的记录。

胎儿生下后，胎盘及包绕胎儿的胎膜会和子宫分开，通常在30分钟内胎盘会随着子宫收缩而完整地排出体外。如胎儿娩出后45~60分钟，胎盘仍未娩出，则应听从医生的安排，由医生帮助娩出胎盘。

在第三产程时，产妇要保持情绪平稳。分娩结束后，产妇应卧床休息，进食半流质饮食补充消耗的能量。

这一阶段，产妇一般不会马上排便，如果感觉肛门坠胀，有排大便之感，要及时告诉医生，以排除软产道血肿的可能。如有头晕、眼花或胸闷等症状，也要及时告诉医生，以便尽早发现异常并给予处理。

分娩的第四产程的配合

第四产程是指产后1~2小时内的阶段，是母亲身体生理再调适的开始。分娩时，血液丧失可达500毫升，随着血液丧失及子宫对血管压力的解除，血液会重新分布到静脉床。

此时爸爸要协助妈妈，配合医生，让妈妈尽早对新生儿进行早接触、早吸吮，当母子亲密关系尽速建立后，立即安排妈妈睡眠和休息。

自然分娩时，如何才能减轻分娩的痛苦

分娩时要合理利用体力的配合

休息的秘诀就在于合理地利用体力。疲倦和紧张只能加重分娩中的痛苦，还会严重降低产妇的控制能力。所以在分娩前，产妇应抓住所有可以休息的时间尽量放松自己，在分娩的过程中可尝试找一个自己舒适的姿势，方便顺产。一般可以缓解疼痛的姿势有以下几种。

（1）缓解疼痛的正确站姿

放松腿部、肩部和颈部。此时，必须挺直脊椎。紧张时，在站立状态下用力伸直双腿，然后肩部和颈部用力。如果根据紧张与放松的差异反复训练正确的呼吸方法，就能有效缓解分娩时的疼痛，使生产更加顺利。

（2）缓解疼痛的正确坐姿

即使短时间休息，也应该挺直后背，放松肩部。但如果倾斜后背，就容易导

致腰痛。此外，孕妇如果以倾斜的姿势坐在椅子上面，还会加重身体负担。

● 可缓解阵痛的呼吸法

（1）第一阶段呼吸方法

在分娩初期，如果子宫收缩频繁，而且收缩间隔特别长，或者收缩程度较弱，孕妇则需要采取第一阶段的呼吸方法。稍微张开嘴，然后通过嘴和鼻子呼吸（不能张大嘴，只用嘴呼吸，也不能合嘴只用鼻子呼吸）。在吸气时，应该稍微加大力量，这样空气就能自然地进入肺部。孕妇最好利用腹部上方，即下肋骨周围有规律地、柔和地呼吸。

（2）第二阶段呼吸方法

子宫的收缩逐渐强烈时，必须按照收缩节奏控制呼吸速度。随着收缩节奏的加快，应该适当加快呼吸速度，并逐渐摆脱第一阶段的呼吸方法。如果子宫收缩消失，就应该慢慢地、深深地呼吸。第二阶段呼吸方法能帮助孕妇顺利地度过不同的收缩期。

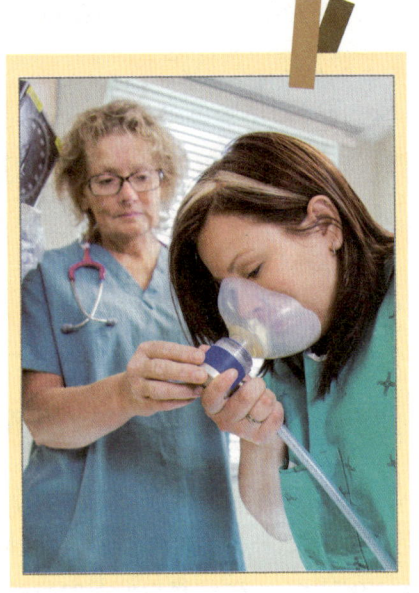

（3）第三阶段呼吸方法

第三阶段呼吸方法是强烈、短暂地呼吸。在这个阶段，子宫的收缩很强烈，收缩时间较长，而且非常痛苦，因此最好使用第三阶段呼吸方法。该呼吸方法是第二阶段呼吸方法的改进型，适当地提高了呼吸强度。首先轻轻地呼吸2次，然后快速、强烈地呼吸2次，这样空气就能柔和地进入肺部，使身体感到舒适。

● 有助分娩的按摩法

（1）指压后背脊骨

在后背出现子宫收缩感的情况下，如果用力按摩脊椎下部，就能缓解疼痛。实施这种方法时，必须用力按摩。如果使用指尖，效果会更好。按摩时，产妇不能平躺，最好倾斜着侧躺下来，只有这样才能靠重力的作用把胎儿推到子宫颈管方向。

当后背或腹部出现收缩感时，可以采用用力指压后背的方法。

如果开始阵痛，就应该用力按摩后背下方的尾骨部位，即骨盆后的分界部位。用力按摩后背的同时，如果抚摸下腹部，会有助于减轻疼痛。如果子宫第一次收缩，可以把一只手放在尾骨部位，然后叠放另一只手，并靠墙而站，这样就能有效地缓解阵痛。

（2）如果阵痛强烈就轻轻抚摸腹部

在子宫收缩非常严重的情况下，以下两种按摩方法非常有效。

第一种方法是用一只手把下腹部分一半，然后沿着半圆抚摸。

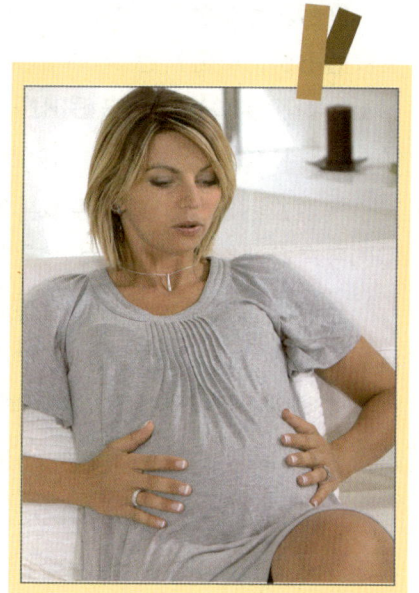

第二种方法是利用双手从下腹部开始按摩到臀部，然后在腹部外侧周围画两个圆圈。此时，还可以向反方向按摩。这种办法孕妇在平躺状态下能独自完成。当孕妇的子宫收缩时，丈夫可以帮孕妇持续按摩腹部。

（3）腿部按摩也有效

当子宫收缩出现在大腿附近时，把一只手放在膝盖内侧，然后沿着大腿内侧用力按压到臀部。把手移到膝盖上面，然后反复地按摩。这个时候，孕妇可能不太方便去做这样的按摩动作，爸爸要协助妈妈，并给予鼓励。

（4）腿部痉挛时应该刺激脚趾

在分娩第二期会出现腿部痉挛现象，在这种情况下，不要紧张，调整好呼吸，然后放松痉挛的肌肉。如果小腿部位痉挛，就应该向外侧伸直腿部。如果腿部前侧痉挛，就应该伸直腿部，并刺激脚趾。

（5）多听音乐

音乐可以缓解焦虑，有助于加速分娩的进程。分娩时最好听些平时进行放松或者训练时使用的曲子，那样会更容易放松身心。

自然分娩后，应该如何护理产妇

● **注意观察出血量，防止流血不止**

（1）注意产后24小时内的出血情况

产后出血是自然分娩后最需要关注的问题。产妇在分娩后2小时内最容易发生产后出血，凡是产后2小时出血400毫升及以上，24小时内出血500毫升及以上，都可能被诊断为产后出血。产后出血过多可导致休克、弥散性血管内凝血，严重时甚至引起死亡，所以产妇分娩后仍需要在产房内留心观察。

导致产后出血的原因很多，最常见的是子宫收缩乏力，而子宫收缩乏力多是由于产程过长、胎儿过大、新妈妈思想紧张以及产前休息不足所致。

因此准妈妈要放松心情，缓解紧张，在分娩过程中认真听从医生的指导，尽量保持体力，并在阵痛间歇期适当进食，以补充体力。分娩后，产妇如果出血量较多或阴道排出组织，要及时告知医生，请医生诊治。

（2）注意产后24小时后的出血情况

正常分娩24小时后，阴道出血超过400毫升，被称为晚期出血，这是一种严重的病症。多见于产后1~2周，也有在6~8周后才发病的。表现为持续或间断，又或者急剧大量出血，如失血过多，还易导致严重贫血或失血性休克。

为预防这种情况出现，最好在孕期就让新妈妈多食用富含钙、铁的食物，并适当运动，防止胎儿过大。正常分娩后，家人要一直关注新妈妈的变化，一旦发现新妈妈流血过多，要马上送往医院救治。

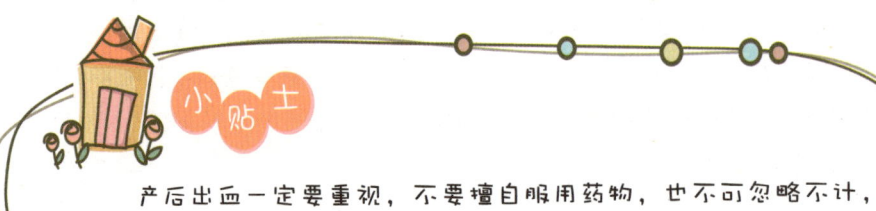

小贴士

产后出血一定要重视，不要擅自服用药物，也不可忽略不计，或者拖后再医，发现不明的出血迹象，要尽快就医查明原因。

会阴伤口的自我呵护

在会阴位于尿道口、阴道口、肛门交汇的特殊位置,加上产后又有恶露通过,非常容易发生感染,使伤口难以愈合。因此,在正常分娩后,产妇要多加注意自我呵护。

(1) 保持会阴清洁

①每天用温开水冲洗两次。

②为防止伤口污染,每次便后要用消毒棉擦拭冲洗外阴,大便切忌由后往前擦,应该由前向后,并再次冲洗。

③注意勤换卫生护垫、避免浸透浸湿伤口。

(2) 注意防止会阴裂开

在发生便秘时,不可屏气用力扩张会阴部,可用开塞露或液状石蜡润滑肛部,尤其是拆线前2~3天,要避免做下蹲、用力的动作。

此外,最好不要让产妇在拆线的当天出院,因为伤口裂开多发生在拆线当天,回家后反而给处理带来不便。

(3) 避免伤口发生红肿

在产后最初几天,产妇宜采用右侧卧位,促使伤口内的积血流出,以免内积形成血肿。如果伤口出现疼痛,而且不断加剧,要及时与医生联系,尽快处理。

(4) 注意饮食

在产后一周内,最好食用少渣、半流质的食物,如牛奶、藕粉、蛋汤、稀粥等,以防形成硬便难以排出,影响伤口愈合。

此外,产后一周尽量不要吃辛辣及刺激性食物,伤口痊愈前,少吃鱼类,因为鱼肉中含有机酸物质,可抑制血小板凝聚,不利于伤口愈合。

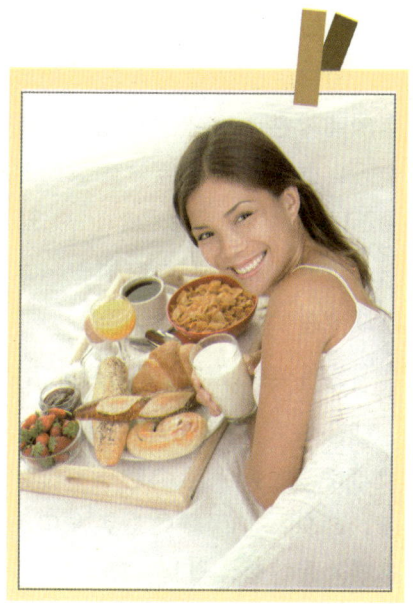

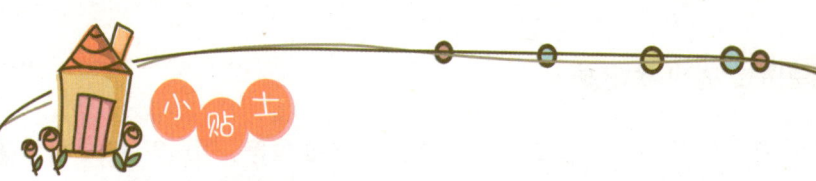

小贴士

产后护理会阴部位,最好使用专用的卫生巾,不要使用一般的卫生巾,因为一般的卫生巾杂质多,容易造成摩擦,可能会损害会阴。

● 注意定时测量体温

产后一定要养成定时测体温的习惯。若产后发烧,不可大意,此时发烧最常见的原因是产褥感染。如果不及时治疗,可能会转为慢性盆腔炎。毒性大的细菌还可能会引起腹膜炎或败血症。因此产妇要注意观察自己的体温,如有发烧,要联系医生,找出原因,及时处理。

● 注意洗澡、洗头

一般情况下,身体健康的产妇在产后一周就可洗澡、洗头,但必须坚持擦浴,不能洗盆浴,以免洗澡用过的脏水灌入生殖道而引起感染。正常的情况,在保证室内温度适宜的情况下,在产后6天就可以洗淋浴。

产妇坐月子期间洗头、梳头,应注意:

①产后应注意保持皮肤和会阴的清洁,使用弱酸性的沐浴用品清洁外阴。在坐月子期间,洗头、洗澡完毕后最好赶快擦干,以免着凉,衣物应宽松柔软,并注意保暖。

②洗头时的水温要适宜,不要过凉,最好保持在37℃左右。

③洗头时可用指腹按摩头皮。

④洗完头后及时把头发擦干,或用吹风机吹干,用干毛巾包一下,避免受冷气吹袭。此外,还可避免湿头发中的水分挥发时带走大量热量,引起头痛。

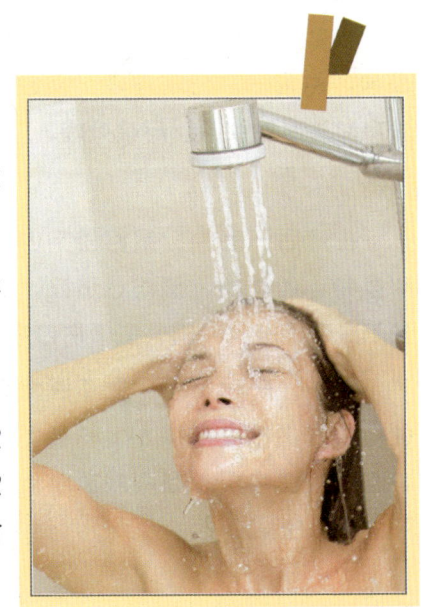

多喝水，适当活动

为使身体早日复原，顺产的产妇在产后8~12小时内应开始在室内行走。

下地后最好多喝水，以补充丢失的体液。产妇下地活动，有助于其身心恢复，减轻疲劳，还可预防子宫后倾、感染，有利于子宫的恢复和恶露的排出，减少便秘，并能促进盆底肌肉及筋膜、韧带的功能恢复。但应注意不要着凉，要量力而为，最开始每天出屋1~2次，每次不超过半小时，以后再逐渐增多。

产妇在产后8周左右即可逐渐恢复正常工作，并可尝试做轻缓的体操，以恢复形体。

切忌一满月就恢复性生活

子宫一般要到产后6周才能恢复到妊娠以前的大小，而胎盘附着处的子宫内膜，在正常情况下需要6~8周才能完全恢复。因此产妇不宜一满月就恢复性生活，这可能会影响产妇的身体健康。

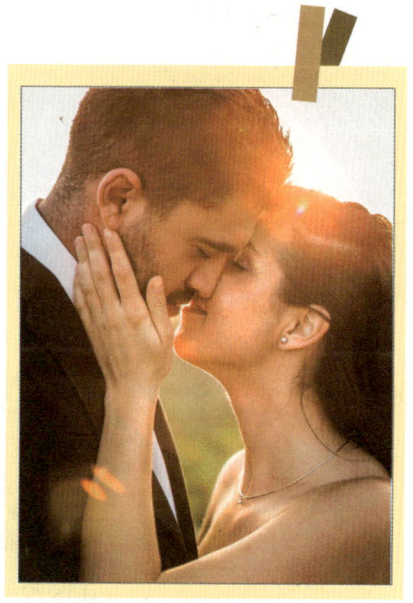

如果产妇分娩时有会阴部位的损伤，或曾实施会阴侧切术，4周内是不能完全愈合的，此时恢复性生活可能会引起阴道口的疼痛或破裂。因此，至少产后42天后才能恢复正常性生活，且一般要经过检查，确认产妇已恢复健康后方能同房，且要注意避孕，其次动作要轻柔，切忌粗暴。

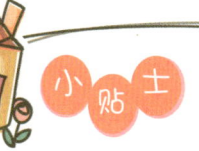

小贴士

每个人的产后恢复情况不同，丈夫最好陪同妻子在产后42天左右到医院检查，听从医生的建议，再决定是否恢复性生活。

自然分娩后一周调理食谱

苋菜豆腐鹌鹑蛋汤

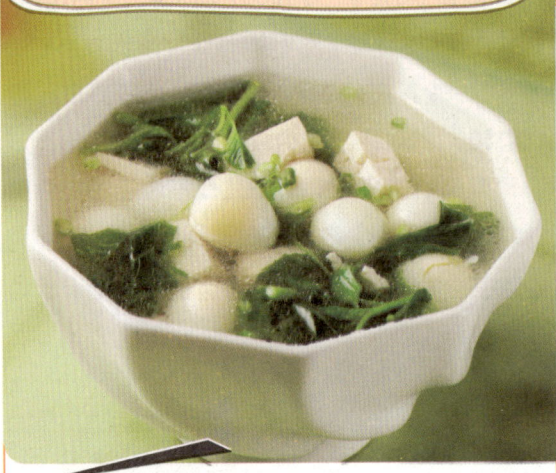

◀原料▶ 熟鹌鹑蛋180克、豆腐150克,苋菜100克、姜片适量、葱花少许

◀调料▶ 盐2克,香油、食用油各适量

◀做法▶ ①将豆腐洗净,切成小方块;苋菜洗好,切成小段。
②锅中加水烧开,放入食用油、姜片、盐、豆腐块,大火略煮,放入去壳的熟鹌鹑蛋、苋菜。
③淋入香油,搅匀,续煮片刻,至食材熟软、入味。
④关火装汤,撒上葱花即可。

★★营养功效★★

鹌鹑蛋营养丰富,可补气益血,强筋壮骨。本品可为产妇提供丰富的营养。

黄花菜炖乳鸽

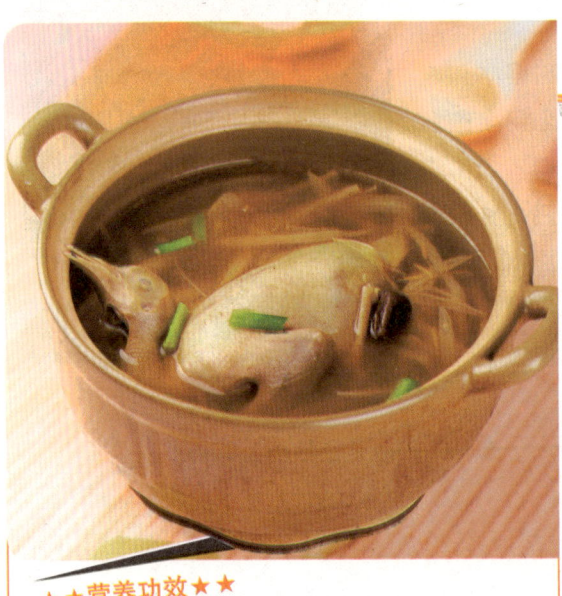

◀原料▶ 乳鸽肉400克,水发黄花菜100克,红枣20克,枸杞10克,花椒、姜片、葱段各少许

◀调料▶ 盐2克、鸡粉1克、料酒7毫升

◀做法▶ ①将洗净的黄花菜去根。
②锅注水烧开,放鸽肉、料酒煮约半分钟捞出。
③砂锅加水烧开,放入花椒、姜片稍煮,加入红枣、枸杞、乳鸽、黄花菜、料酒拌匀。
④大火煮沸后用小火炖煮至熟,加鸡粉、盐调味,撒上葱段即可。

★★营养功效★★

黄花菜有清热消食的作用;常食鸽肉可以改善血液循环。本品有利于产妇恢复健康。

海带黄豆猪蹄汤

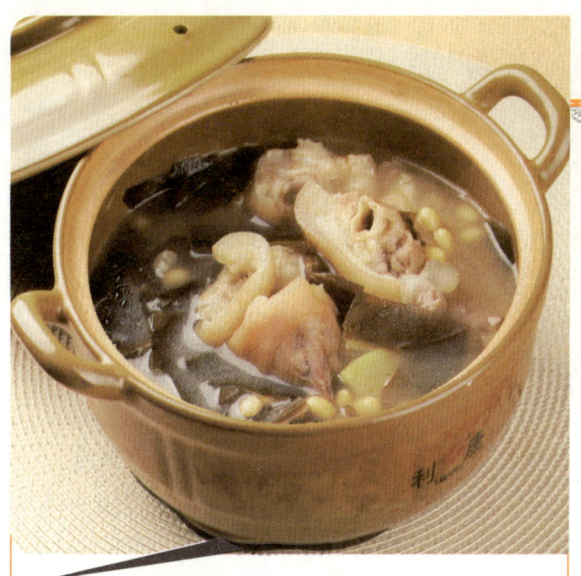

◀原料▶ 猪蹄500克，水发黄豆100克，海带80克，姜片40克

◀调料▶ 盐、鸡粉各2克，胡椒粉少许，料酒6毫升，白醋15毫升

◀做法▶ ①将猪蹄、海带均洗净，切成小块，先后放入沸水锅中，加白醋焯水，捞出。
②砂锅注水烧开，放姜片、黄豆、猪蹄、海带、料酒，大火煮沸后转小火煲煮约1小时，加鸡粉、盐拌匀调味，再撒胡椒粉，搅匀，再煮片刻至汤汁入味即可。

★★营养功效★★

黄豆富含氨基酸；猪蹄是体质虚弱者的食疗佳品。本品对产妇有较好的滋补作用。

黄豆芽拌海带

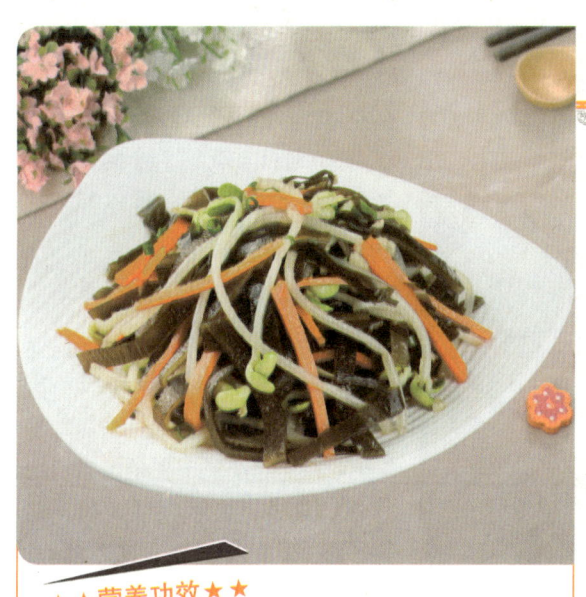

◀原料▶ 黄豆芽120克，海带300克，胡萝卜50克，蒜末、葱花各少许

◀调料▶ 盐5克，鸡粉2克，白糖3克，生抽2毫升，陈醋3毫升，香油2毫升，食用油适量

◀做法▶ ①将海带洗净，切丝；胡萝卜去皮洗净，切丝。
②锅中加入水、食用油、盐、胡萝卜、黄豆芽、海带煮开。
③捞出食材装碗，加盐、鸡粉、白糖、生抽、陈醋、蒜末、葱花、香油拌匀即可。

★★营养功效★★

海带可以改善内分泌失调；黄豆芽有助于消除疲劳。本品可助产妇恢复健康。

姜丝炒墨鱼须

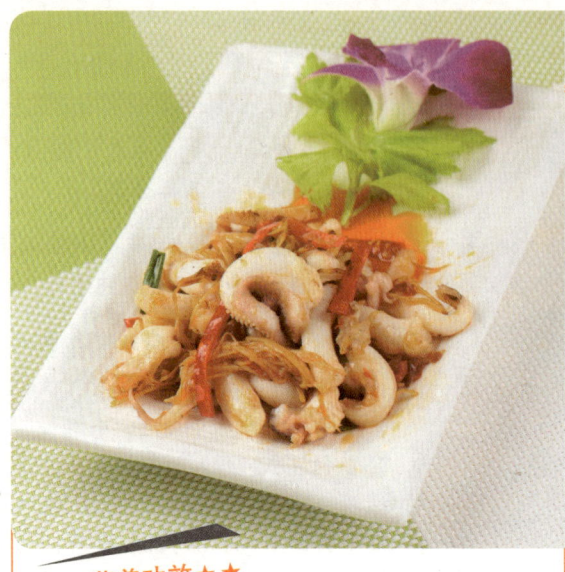

◀原料▶ 墨鱼须150克，红椒、生姜各35克，蒜末、葱段各少许

◀调料▶ 豆瓣酱8克，盐、鸡粉各2克，料酒5毫升，水淀粉、食用油各适量

◀做法▶ ①将生姜洗净去皮，切细丝；红椒洗净，去籽，切粗丝；墨鱼须洗净，切段。
②锅中加水烧开，加入墨鱼须、料酒，煮约半分钟，捞出沥干。
③用油起锅，加入蒜末、红椒丝、姜丝爆香，加入墨鱼须、料酒、豆瓣酱、盐、鸡粉炒匀，加水淀粉勾芡，下入葱段炒香即可。

★★营养功效★★

墨鱼是高蛋白、低脂肪滋补食品，对塑造体型、保持身材和保养肌肤等有较好的效果。

人参炒虾仁

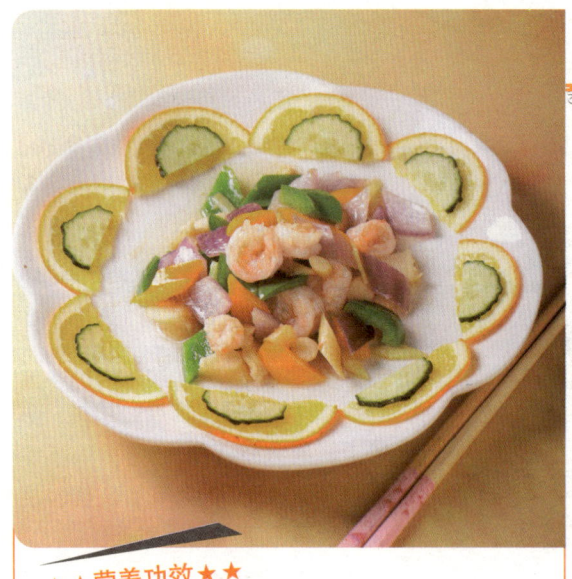

◀原料▶ 虾仁40克，人参35克，洋葱60克，彩椒20克，圆椒25克，姜片、葱段各少许

◀调料▶ 盐2克，水淀粉、香油、食用油各适量

◀做法▶ ①把人参洗净切段；圆椒、彩椒洗净切小块；洋葱洗好切小块；放入沸水锅中焯水捞出。
②虾仁洗净，去除虾线装碗，加盐、水淀粉、香油拌匀腌入味。
③用油起锅，放入姜片、葱段爆香，放虾仁、焯水食材炒香，加盐调味，加水淀粉炒熟即可。

★★营养功效★★

人参有大补元气、增强免疫力、养血生津等功效。本品有利于产妇快速恢复健康。

猪血黄鱼汤

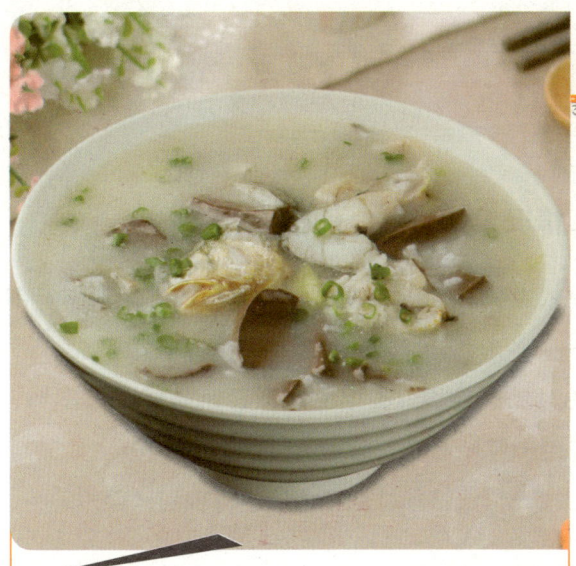

◀原料▶ 猪血100克，黄鱼200克，姜片少许

◀调料▶ 盐3克，鸡粉2克，料酒、食用油各适量

◀做法▶ ①将猪血洗净，切成小方块，装入盘中，备用。

②锅中倒入适量食用油烧热，下入姜片、黄鱼，煎至两面出焦香味，淋入料酒、适量清水、猪血、盐、鸡粉。

③盖上盖，用大火煮沸后改小火煮3分钟至材料熟透。揭开盖，将黄鱼盛入汤碗中，盛入汤汁即可。

★★营养功效★★

猪血具有通利肠胃、增强免疫力、防治缺铁性贫血的作用，尤其适合产妇食用。

红豆鲫鱼汤

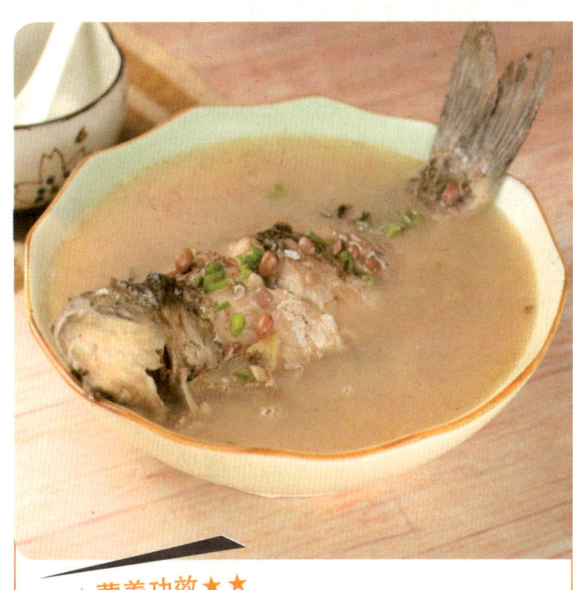

◀原料▶ 鲫鱼400克，水发红豆100克，姜片、葱花各少许

◀调料▶ 盐2克，料酒8毫升，食用油适量

◀做法▶ ①将处理干净的鲫鱼两面切上一字花刀备用。

②热锅下油烧热，放入鲫鱼，煎香，翻面，煎至焦黄色；淋入料酒，倒入清水，放入姜片，加入泡发好的红豆。

③用小火煮至鲫鱼、红豆熟透，加入盐略煮，装碗，撒上葱花即可。

★★营养功效★★

红豆利尿排毒；鲫鱼健脾开胃、利水通乳；本品有利于产妇排出恶露，促进乳汁分泌。

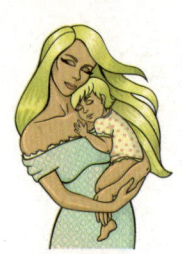

剖宫产分娩

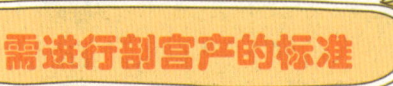

需进行剖宫产的标准

• **胎儿情况欠佳**

①胎儿过大或者胎位不正，无法顺产，需要进行剖宫产手术。

②胎儿脐带绕颈3周以上，或者脐带绕颈虽不到3周，但伴有胎心率降低，需要进行剖宫产手术。

③胎儿一时无法通过阴道，应进行剖宫产手术。

• **孕妇情况欠佳**

①产妇过期妊娠或胎膜早破，而且不具备阴道引产的条件或引产失败时，需要进行剖宫产手术。

②产妇盆骨狭窄、头盆不称或横位时，需要进行剖宫产手术。

③由于各种原因导致产妇胎盘功能严重退化时，需要进行剖宫产手术。

④产妇羊水过少，短时间内不能结束分娩，需要进行剖宫产手术。

⑤产妇患有以下疾病：

有过剖宫产、早产及死胎、死产史、子宫肌瘤摘除术等。

妊娠期重度高血压且治疗效果不理想，心脏病，心功能三级以上。

患有在分娩过程中可能感染胎儿的性病或者生殖道感染性疾病。

母子Rh血型不合，抗体效价在1:32以上。

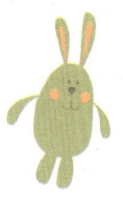
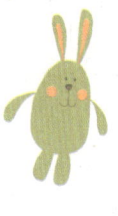

剖宫产对产妇的影响

剖宫产对产妇的好处

①剖宫产的产程较短,而且胎儿产出不需要经过骨盆。当胎儿属于巨大儿、或产妇宫内缺氧、骨盆狭窄时,剖宫产对产妇的好处较大。

②施行选择性剖宫产,在宫缩还没有开始前就实施剖宫产手术,可以让产妇免受阵痛之苦。

③如果不能进行自然分娩,施行剖宫产可以挽救产妇和婴儿的生命,并且麻醉和手术一般都比较顺利。

④产妇腹腔患有其他疾病时,可以在剖宫产时一起处理,如合并卵巢肿瘤或浆膜下子宫肌瘤等,都可以同时切除。

⑤对于子宫患有其他疾病不能保留时,比如子宫严重感染、多发性子宫肌瘤等,剖宫产是最好的选择,因为在结束产妇分娩的同时,也可以切除子宫。

剖宫产对产妇的坏处

①剖宫产对产妇身体有创伤。

②产妇术后有可能出现腹胀、发热、伤口疼痛、腹壁切口愈合不良甚至裂开、血栓性静脉炎、产后子宫弛缓性出血等现象。

③剖宫产手术时可能会出现大出血,损伤腹内其他器官,术后也有可能发生泌尿、心血管、呼吸等系统的合并症。

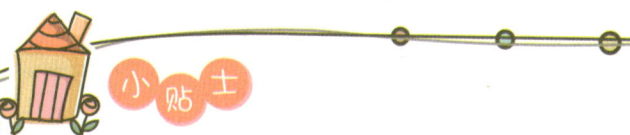

剖宫产只对需要进行手术生产的孕妇来说有必要,对于不需要进行剖宫产的产妇来说,自然分娩才是最合适的分娩方式。

剖宫产对宝宝的影响

● 剖宫产对宝宝的好处

①剖宫产手术安全性较高,可以减少并发症对婴儿的影响。

②剖宫产的小孩不受挤压,大概率不会有脑部缺血、损伤等情况的发生。

③如果母体患有传染性疾病,剖宫产能够降低胎儿感染的几率。

④剖宫产能够降低胎儿在宫内或分娩过程中出现缺氧的风险。

⑤剖宫产是难产时主要的补救措施,可以解救胎儿的生命。

● 剖宫产对宝宝的坏处

①胎儿在母体产道的生产过程,同时也是一次大脑和身体相互协调的感受机会,而剖宫产使孩子失去最先感觉统合锻炼的机会,因此剖宫产的孩子缺乏分娩过程中的应激反应,可能更易患小儿多动症和小脑不平衡综合征。

②剖宫产宝宝不但免疫力更低,而且抗感染能力也相对较差。

③剖宫产宝宝情绪非常敏感,由于缺少被挤压的经历,没有早期大脑和皮肤的压力触觉感受,不容易适应外界的环境骤变,还容易发生新生儿窒息、吸入性肺炎及剖宫产儿综合失调征,出现包括发绀、呕吐、呼吸困难等诸多生理疾病以及行为问题。

④麻醉药物会直接抑制胎儿的呼吸、循环中枢,或通过抑制母体呼吸循环而间接对胎儿产生影响,严重时可能危及胎宝宝的生命。

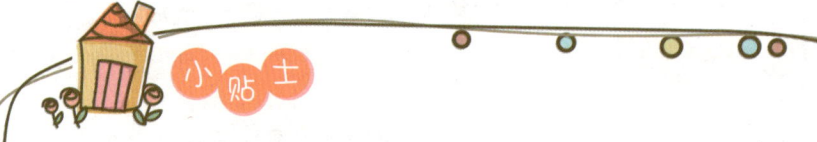

小贴士

剖宫产的宝宝比顺产的宝宝少了一次重要的锻炼机会,所以,出生后爸爸妈妈要注意多鼓励孩子,让孩子多做运动。

剖宫产前需做好哪些准备工作

● 给妈妈的准备

（1）准备好入院资料与手续

尽早选好入住待产的医院，最好是孕期做产检的医院，准备好孕期保健手册、医疗证、身份证、医保卡、准生证等资料，与医生确定好手术方案，如无意外，按照计划好的时间，安排妈妈入院待产。

（2）准备好贴身物品

宽松外套1~2件，在气温较低的时候穿；内裤4条、哺乳式文胸2~3个，内衣最好选纯棉制品；裤子4条，可选择较厚实的针织棉纺织品，如运动裤；出院衣服1套；拖鞋1双，如果天冷加上3双棉袜子；产妇垫巾；特殊或加长加大的卫生巾、产后卫生棉、面巾纸。

（3）准备好洗漱用品

杯子，饭盒，保温瓶（术后的前两天基本是进食流质），汤匙，吸管，牙膏，牙刷，漱口杯，香皂，洗面奶，梳子，镜子，发卡适当准备，热水袋1个，毛巾3条（分别用来擦脸、身体、下身），方巾2条（擦洗乳房），脸盆3~4个，便盆1个（剖宫产术后行动不便，要备好便盆）

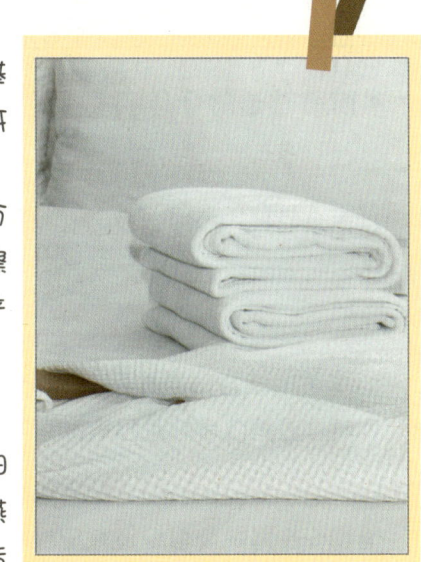

（4）适当准备补能食品

适当准备一些人参、巧克力，帮助产妇分娩时补足体力。另外，还要准备一些燕窝，产后食用，进补效果会非常理想。再适量准备一些开塞露，因为剖宫产后容易造成便秘，必要时需要药物辅助。

（5）准备好纪念工具

准备好相机或者DV，记录下妈妈在推入产房之前的状态以及宝宝出生之后的照片，纪念珍贵的时刻。注意相机或者DV要有充足的电以及存储空间。

● 给宝宝的准备

（1）准备好贴身衣物

准备好宝宝的纯棉内衣4~5套，保暖性要好，质地柔软；口水巾2~3个；在冬天则要准备棉衣棉裤3~4套；尿不湿、尿片、隔尿垫布、纸尿裤若干。

（2）准备好喂食以及洗漱用品

奶瓶2个，奶嘴4~5个，奶瓶刷子1个，消毒锅1个，婴儿碗、勺1套；洗脸盆2个，浴盆1个，洗澡带1个，毛巾2~3条，水温计1个，护肤品、洗衣液适当准备。

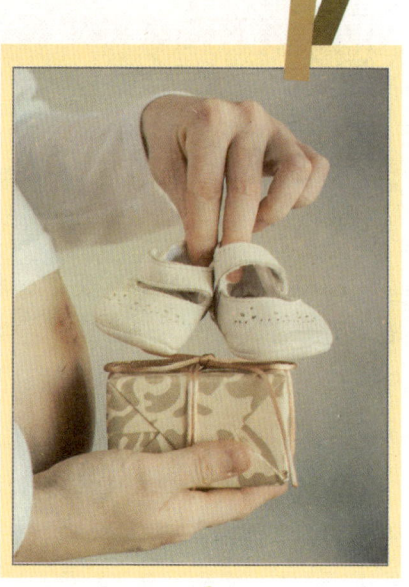

准妈妈进行剖宫产分娩，准爸爸做什么

● 术前准爸爸的任务

（1）做好妻子的清洁工作

在术前一天，提醒并帮助准妈妈做好自身清洁的准备，毕竟手术之后，准妈妈在一段时间内不宜洗澡。

（2）训练妻子的排尿习惯

为了防止手术后发生尿潴留，在手术前，最好训练准妈妈在床上排尿的习惯，同时准爸爸应提前做好照顾妻子的心理准备。

（3）改善妻子睡眠状况

准妈妈在术前夜要保证充足的睡眠，准爸爸要想办法让妻子有舒服的环境以及心情，必要时，可以遵医嘱为妻子准备些镇静剂。

● 术中准爸爸的任务

准妈妈进入产房后，准爸爸要守候在产房外，积极应对随时发生的事情。

剖宫产分娩后，应该如何护理产妇

● 产后注意排尿

进行剖宫产时，为了手术方便，通常在术前要放置导尿管。而在术后24~48小时，麻醉药物的影响会消失，膀胱肌肉能恢复排尿功能，这时可以拔掉导尿管，拔掉后产妇就要努力自行解尿，以免尿管保留时间过长而引起尿路细菌感染。但这个时候，产妇行动不便，亲朋尤其是丈夫要积极协助。

● 少用止痛药物

剖宫产术后麻醉药的作用逐渐消失，一般在术后数小时，伤口便开始剧烈疼痛。为了让产妇得到良好的休息，可遵医嘱使用一些止痛药物。适量服用止痛药后，最好不要再使用药物止痛，以免影响肠蠕动功能的恢复。

一般来讲，伤口的疼痛在3天后才会自行消失。在这期间，产妇承受较大的痛楚，丈夫以及亲人要多加安慰，帮助产妇减轻痛苦。

● 术后多翻身

剖宫产使用的麻醉药物会抑制肠蠕动，引起不同程度的肠胀气，因而产妇产后容易发生腹胀。而产后多做翻身动作，可以促进麻痹的肠肌蠕动功能及早恢复，使肠道内的气体尽快排出。

但是剖宫产后产妇身体比较虚弱，而且要承受麻醉药效过后的痛楚，所以丈夫要帮助产妇，小心翻身。而术后12小时，还可泡一些番泻叶水给产妇喝，以减轻腹胀。

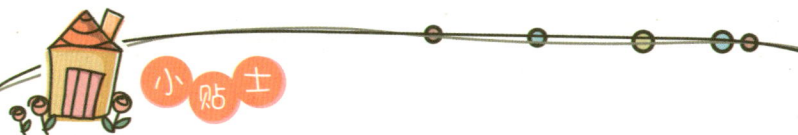

小贴士

剖宫产三个月内不做剧烈运动，以免影响伤口愈合；产后尽早下床活动、母乳喂养、科学膳食都可消减产妇孕期积存在腹部的脂肪。

●卧床宜取半卧位

剖宫产的产妇身体恢复较慢,不像自然分娩的产妇在产后24小时后就可下床活动。因此,剖宫产者的恶露不易排出,需要采取半卧位,并配合多翻身,才能促使恶露排出。产妇要避免恶露淤积在子宫腔内,引起感染而影响子宫复位,也影响子宫切口的愈合。因此,丈夫要多协助产妇完成这些动作。

●尽力早下床活动

剖宫产后,只要体力允许,产妇就要尽量早下床活动,并逐渐增加活动量。这样,可以增加肠蠕动的功能,促进子宫复位,而且还可避免发生肠粘连、血栓性静脉炎。

●做好全身清洁工作

在剖宫产手术后2周内,要避免腹部切口沾湿。这时,全身的清洁宜采用擦浴,两周后可以淋浴,但在恶露未排干净之前一定要禁止盆浴;每天冲洗外阴1~2次,注意不要让脏水进入阴道;如果伤口发生红、肿、热、痛,要及时就医,以免伤口感染。

●禁止房事

剖宫产术后100天,要经过医生检查伤口愈合情况良好,才可以恢复性生活。不然,有疤痕的子宫容易在做刮宫术时发生穿孔,甚至破裂。所以,做剖宫产手术后100天内要禁止房事,而且100天后也一定要慎重,务必做好避孕措施,以免再次怀孕。

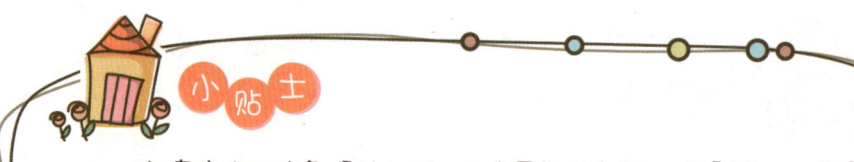

小贴士

剖宫产伤口恢复得快的话,2个星期后就可以洗澡了,但洗澡的时间不宜过长,水温不宜太低,只能淋浴,不可盆浴。

剖宫产分娩后一周调理食谱

鹌鹑蛋牛奶

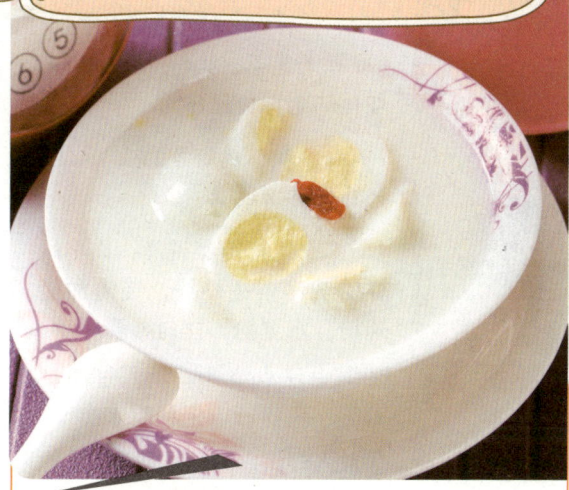

◀原料▶熟鹌鹑蛋5个,牛奶250毫升,枸杞少许

◀调料▶白糖适量

◀做法▶①将煮熟的鹌鹑蛋剥去外壳,再对半切开,装盘备用。
②将砂锅置于火上,倒入备好的牛奶、鹌鹑蛋,盖上锅盖,用小火煮至沸腾。
③揭开锅盖,加入白糖调味,搅拌并煮至白糖全部溶化。
④将煮好的牛奶鹌鹑蛋盛出装碗,加入少许枸杞点缀即可。

★★营养功效★★

牛奶富含蛋白质,容易消化;鹌鹑蛋可补气益血、强筋壮骨;本品非常适合剖宫产产妇。

冬瓜陈皮海带汤

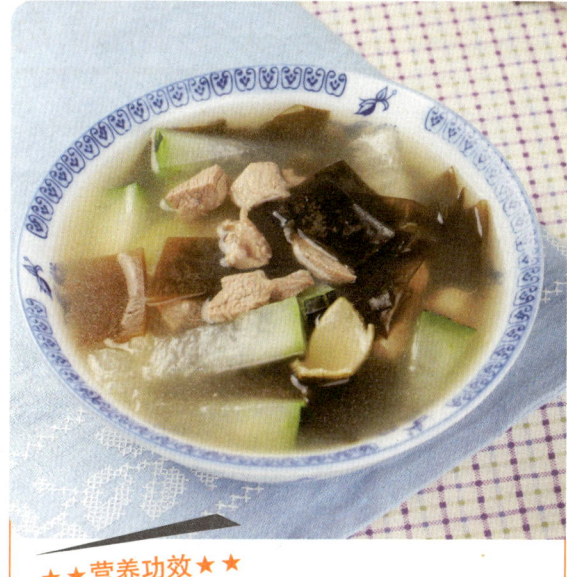

◀原料▶冬瓜、猪瘦肉各100克,海带50克,陈皮5克,姜片少许

◀调料▶盐2克,鸡粉2克,料酒3毫升

◀做法▶①将冬瓜洗净,切小块;海带洗净,切小块;瘦肉洗净,切丁。
②砂锅中加水烧开,放入陈皮、姜片、瘦肉、海带、料酒搅匀,大火烧开后用小火炖至食材熟软。
③倒入冬瓜,用小火炖至全部食材熟透,加盐、鸡粉调味即可。

★★营养功效★★

海带富含矿物质,可增强人体免疫力;冬瓜利尿排毒;本品有利于产妇恢复健康。

虾仁苋菜汤

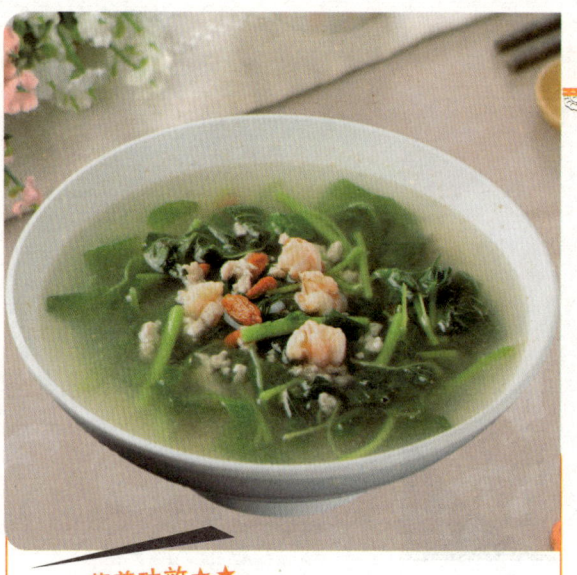

原料 苋菜200克，肉末70克，虾仁65克，枸杞15克

调料 盐、鸡粉各2克，水淀粉7毫升，香油适量

做法 ①把苋菜洗净，切小段；虾仁洗净，去虾线，装碗加盐、鸡粉、水淀粉，拌匀腌渍。
②锅中注水烧开，倒入香油，加入盐、鸡粉、枸杞和肉末搅匀。
③放入虾仁，煮至虾身弯曲，倒入苋菜，煮熟，盛出煮好的汤料，装碗即可。

★★营养功效★★

虾仁富含蛋白质，通乳作用较强；苋菜可清热解毒；本品有利于产妇排毒养身。

山药红枣猪蹄汤

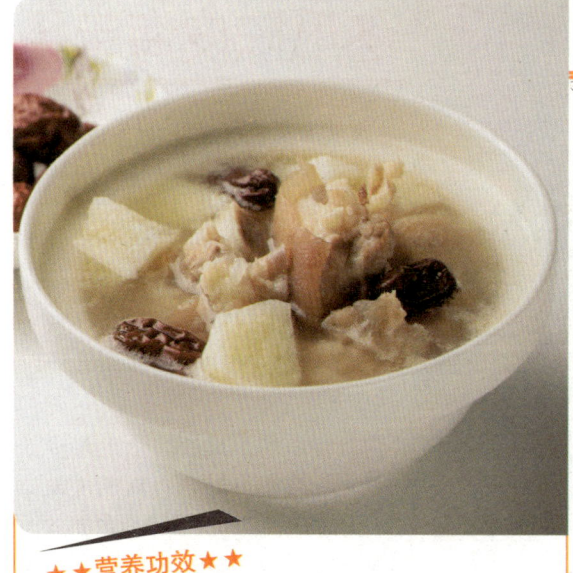

原料 猪蹄400克，山药200克，姜块、红枣各20克

调料 白醋10毫升，料酒10毫升，盐2克，鸡粉2克

做法 ①将山药洗净去皮，切块，放入水中；锅中加水、白醋烧开，下入猪蹄，焯水捞出。
②取一砂锅，倒入适量清水煮沸，放入红枣、猪蹄、姜块、料酒，用小火炖30分钟。
③放入切好的山药，拌匀，再用小火炖20分钟，放入盐、鸡粉，煮至入味即可。

★★营养功效★★

红枣补血养颜；山药益气补血；猪蹄通乳；本品有利于产妇补充元气，恢复健康。

羊肉胡萝卜丸子汤

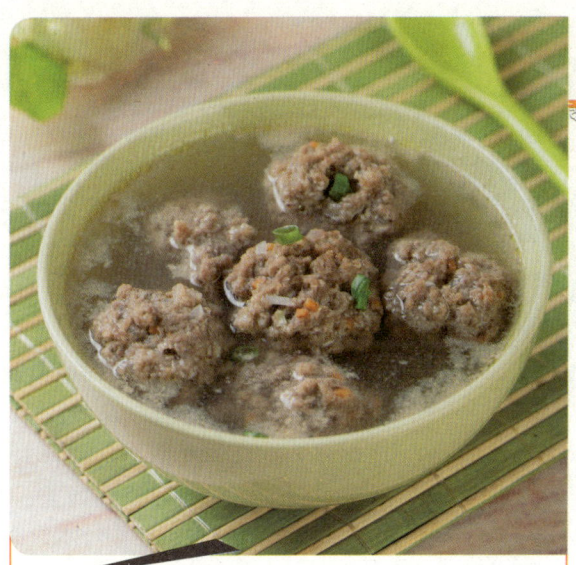

◖原料◗ 羊肉末150克，胡萝卜40克，洋葱20克，姜末少许

◖调料◗ 盐2克，鸡粉2克，生抽3毫升，胡椒粉1克，生粉、食用油各适量

◖做法◗ ①将胡萝卜洗净，切粒；洋葱洗净，切粒；取大碗，放入洗净的羊肉末、胡萝卜粒、洋葱粒、盐、鸡粉、生抽、胡椒粉、姜末、生粉拌匀，搅打至起劲。
②往热油锅中加水烧开，加入盐、鸡粉略煮，把羊肉泥制成羊肉丸子，放入开水锅中，煮熟，撇去浮沫，关火，盛出汤料装碗即可。

★★营养功效★★

羊肉可益气补虚；胡萝卜能促进血液循环，美容护肤；本品非常适合产妇食用。

山药红枣鸡汤

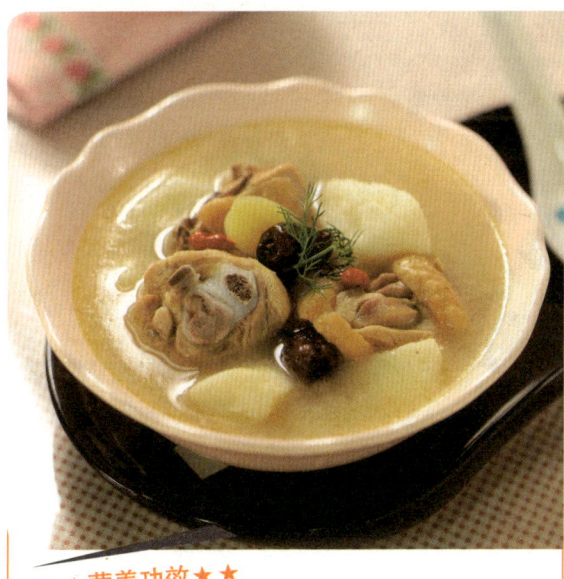

◖原料◗ 鸡肉400克，山药230克，红枣、枸杞、姜片各少许

◖调料◗ 盐3克，鸡粉2克，料酒4毫升

◖做法◗ ①将山药洗净去皮，切滚刀块；鸡肉洗好切块；入沸水锅中，加入料酒，用大火煮沸，撇去浮沫，捞出鸡肉，沥干装盘。
②砂锅中加水烧开，放入鸡肉块、山药块、红枣、姜片、枸杞、料酒，用小火煮至食材熟透。
③加入盐、鸡粉，略煮片刻，关火，盛汤装碗即可。

★★营养功效★★

红枣可养血安神、缓解疲劳；山药补血益气；本品有利于产妇术后恢复健康。

莴笋玉米鸭丁

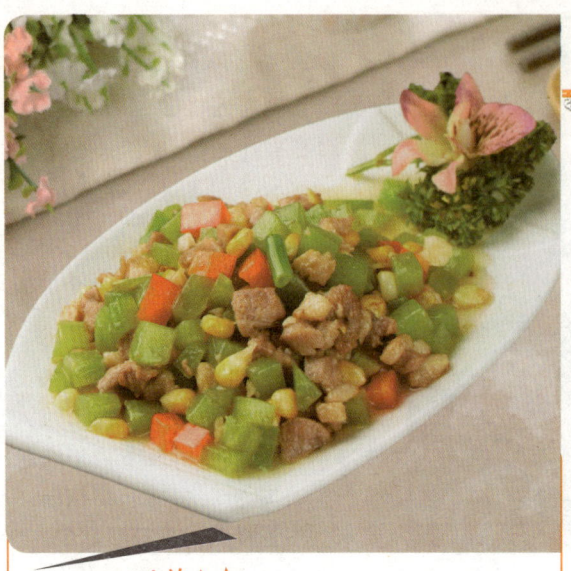

◀原料▶ 鸭胸肉160克，莴笋150克，玉米粒90克，彩椒50克，蒜末、葱段各少许

◀调料▶ 食用油、盐、鸡粉、料酒、生抽、水淀粉、香油适量

◀做法▶ ①将莴笋洗净去皮，切丁；彩椒洗好，切块；鸭胸肉洗净切丁，加盐、料酒、生抽拌匀腌渍10分钟；往沸水锅中加盐、油、莴笋、玉米粒、彩椒焯水。
②用油起锅，下入鸭肉炒松散，放生抽、料酒、蒜末、葱段炒香，放焯过水的食材、盐、鸡粉、水淀粉炒匀，淋香油炒熟即可。

★★营养功效★★

玉米宁心活血、调理中气；莴笋补血；鸭肉补血行水；本品有利于产妇术后恢复。

荷兰豆炒猪肚

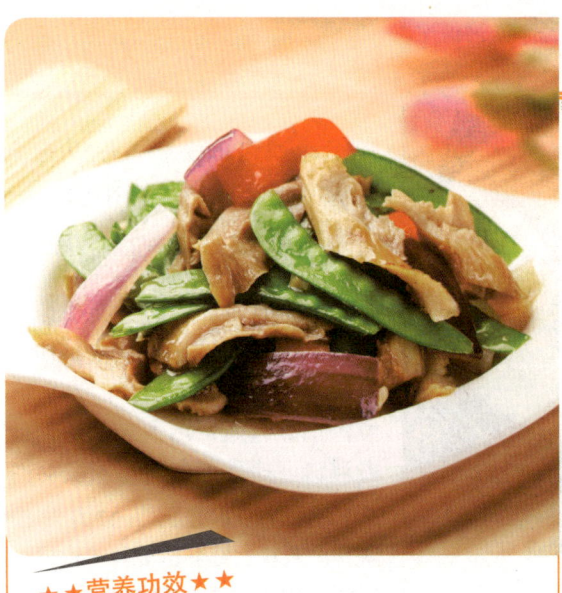

◀原料▶ 熟猪肚150克，荷兰豆100克，洋葱40克，彩椒35克，姜片、蒜末、葱段各少许

◀调料▶ 盐3克，料酒10毫升，水淀粉5毫升，食用油、生抽适量

◀做法▶ ①将洋葱去皮洗净切条；彩椒洗净切块；熟猪肚切片。
②往沸水锅中加食用油、盐、荷兰豆、洋葱、彩椒略煮，捞出。
③用油起锅，放姜片、蒜末、葱段爆香，放入猪肚、料酒、生抽、荷兰豆、洋葱、彩椒、盐炒匀，加水淀粉勾芡即可。

★★营养功效★★

荷兰豆可促进新陈代谢；猪肚可滋补虚劳赢弱，促进消化；本品有利于产妇恢复体能。

Part 3

0~1个月宝宝的喂养

刚出生的宝宝,就像春天萌发的新芽,总是能给人带来喜悦和希望。出生后的第一个月,宝宝无论从身长、体重、头围、胸围,还是模样上都在发生翻天覆地的变化,父母在感受喜悦的同时,还应给予宝宝生长发育所必需的营养和照顾。

本章将为初为父母的家长介绍0~1个月宝宝的身体变化、喂养关键以及新生儿常见疾病的防治措施,以促进宝宝的健康成长。

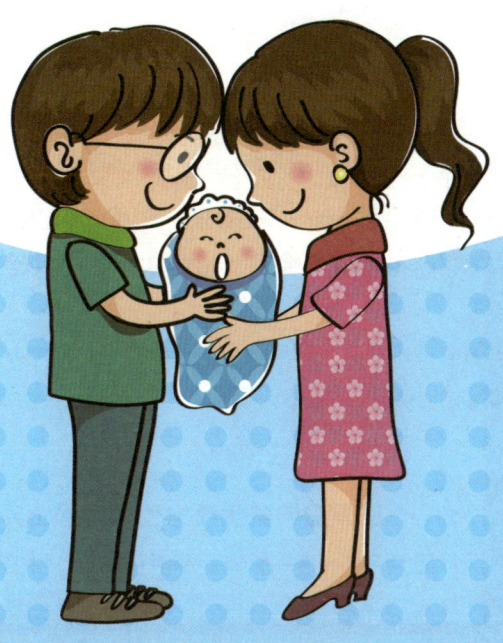

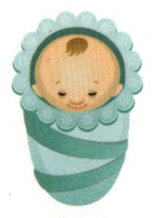

新生儿的平均体重、身长、头围、胸围

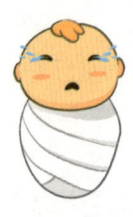

正常足月新生儿出生时体重在2500克~4000克之间。

如果出生体重小于2500克则为出生低体重儿,这类宝宝较为危险,需采取特殊护理或治疗措施;如果出生体重大于4000克则为巨大儿,一般不需要采取特殊处理,但对体重超出正常范围太多者应做进一步检查。

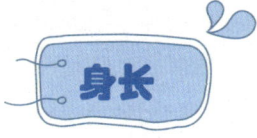

正常足月新生儿出生时身长在47~52厘米之间,平均为50厘米。到满月时男婴身长平均约为54.5厘米,女婴身长平均约为53.5厘米。

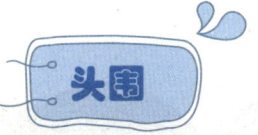

正常足月新生儿出生时头围平均为34厘米,满月时平均增加2~3厘米,此时可达36~37厘米。头围过大或过小均要到医院检查以排除异常情况(如脑积水、小头畸形等)。

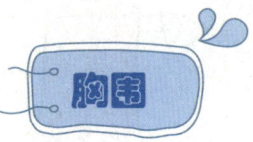

正常足月新生儿出生时胸围比头围小1~2厘米,一般为31~33厘米。满月时胸围可达36厘米左右。

从出生时脐带结扎算起，至出生后28天内的宝宝，称为新生儿，即指满月前的宝宝，俗称"月月娃"。

新生儿最初的模样

新生儿的头部较大，占全身的三分之一。头顶的五块头骨还未完全闭合，能触摸到囟门和柔软的部分，一岁半左右时基本消失。

新生儿的眼睛能看事物的焦距只有20~25厘米。这个距离相当于妈妈抱着婴儿时与婴儿之间的距离。如果抱起婴儿，婴儿就能与妈妈的眼睛对视。

很多新生儿在胎内已长了头发，多数呈黑色，要一周岁后才能长出新头发。在这之前，胎毛会全部脱落。

不管是男婴还是女婴，刺激妈妈乳房的激素会影响婴儿的乳腺，因此婴儿的乳房都向外凸出，有时还会流出液体，但是如果挤压很容易引发感染。过几周后就能恢复正常状态。

刚出生的婴儿有手指甲与脚指甲，对此有些人感到很诧异，其实这是正常的现象。

在胎内，妈妈的荷尔蒙会刺激女婴的子宫内膜，但是出生后，这些荷尔蒙不会再刺激婴儿。因此女婴的子宫膜会脱落，会出现像月经一样的出血，这是正常的现象。在青春期之前不会再出现这些现象。

婴儿出生后脐带要被剪断并要捆扎脐带残留的部分。脐带就像透明的果冻一样柔软，很快就会干瘪，几天后，脐带就会脱落。

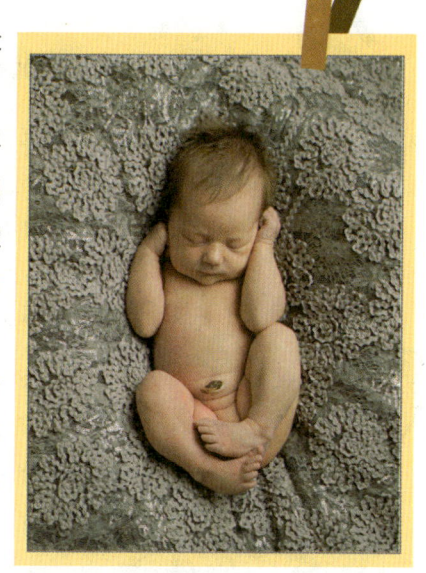

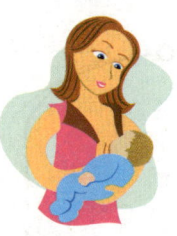

母乳喂养新生儿

哺乳前的乳房清洁与护理

● 哺乳期注意乳房清洁

每次喂奶前后要特别注意乳房护理，用清洁的植物油涂在乳头上，待乳头上的痂垢变软，用4%硼酸水擦洗乳房、乳头和乳晕，或用温开水来清洗。

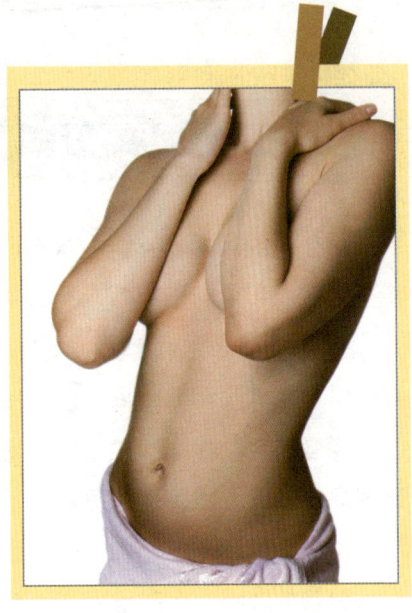

彻底清洁乳头才能较好地防止新生儿胃肠道受感染。喂奶后挤空剩余的乳汁，并挤几滴乳液涂抹在乳头和乳晕上，这样可以保护乳房并有利于乳汁分泌。

● 哺乳期预防胸部下垂

哺乳期间，乳房会增大，这时要注意避免乳房下垂。坚持戴胸罩是保持乳房弹性的重要方法之一。注意要选择纯棉质地的胸罩，大小合适、有支撑的款式，穿后整理一下，用双手将乳房周围的赘肉拢到胸罩内。而且最好白天、晚上都佩戴着。

如果感觉胀奶了尽快给孩子哺乳，可有效防止支持组织和皮肤过度拉伸而使弹性降低。而且，注意哺乳时的喂养姿势，不要让孩子过度牵拉乳头。哺乳后，用手轻托乳头，按摩约10分钟。另外，哺乳期不要过长，孩子满10个月就应该断奶,这样才能有效保持韧带的弹性,防止乳房下垂。

● 注意防治乳房湿疹

乳房湿疹所引发患处的水肿、红斑是滋生细菌、引发感染的温床,当妈妈患有乳房湿疹时会严重影响日常哺乳。而治疗乳房湿疹,要采用综合的方法,安全治疗,以免影响宝宝的健康。

首先新手妈妈要尽量避免各种不良刺激,如不吃刺激性食物,不到日光下暴晒或者到外面受寒,不要过于用力去搔抓不适之处等。

其次,要注意及时缓解紧张的情绪,尽量保持心态平和,按时作息,避免疲劳,从而减少湿疹发病的概率。

另外,可以适当服用一些调节神经功能障碍的药物,比如维生素B_1、维生素B_2和谷维素等。

● 注意预防乳头皲裂

预防乳头皲裂,要注意保持正确的哺乳姿势,以防止乳房疼痛。首先,妈妈的状态要放松,腰后、肘下、怀中都要垫上枕头,让宝宝横躺在怀中,脸对着妈妈的乳房,处于一个浑身舒坦的状态。妈妈用一只手握住乳房,拇指在上方,另外四指捧住下方,形成一个"C"字。注意手指要与乳晕保持一段距离;用乳头逗引宝宝下唇,当宝宝嘴张得最大时,迅速接紧,让宝宝含住乳头。

● 乳房交替喂奶

在哺乳期内,新手妈妈要采取正确的喂奶方法,两个乳房应交替喂奶,若宝宝只吃空一侧乳房时,新手妈妈要将另外一侧的乳房用吸奶器吸空,下次喂奶时,反顺序进行,这样对保持两侧乳房大小对称大有好处。

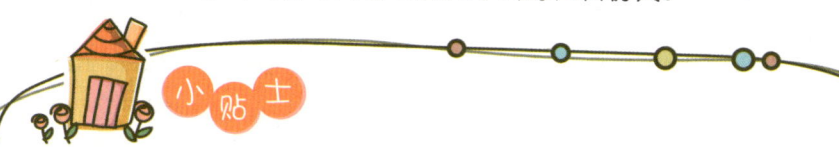

小贴士

使用香皂会洗去皮肤表面的角化层细胞,容易破坏皮肤表面的保护层,使乳房皮肤过于干燥、碱化,不利于乳房健康。

自然分娩的产妇如何正确哺乳

哺乳时，母子都应该采取较舒适的姿势。婴儿在3个月前母亲采取一边躺着一边哺乳的姿势是不安全的。因为在哺乳中，母亲一旦迷迷糊糊睡着了，乳房就有可能堵住婴儿的鼻子和嘴，使婴儿窒息。只有婴儿长到4个月后有了抵抗力，能做出抵抗动作，才能使母亲惊醒，此时采用这种哺乳的姿势才安全。

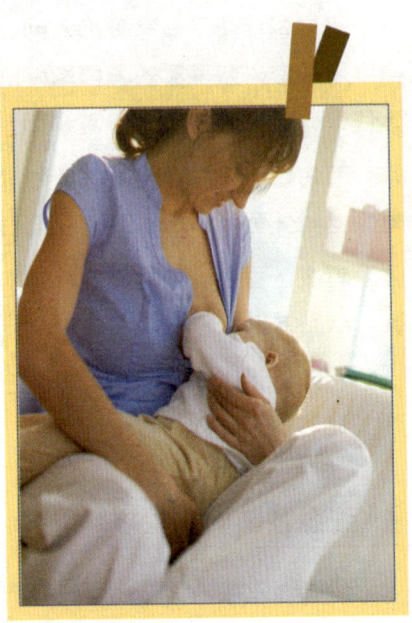

妈妈哺乳的姿势以盘腿坐或坐在椅子上为好。哺乳时，将婴儿抱起略倾向自己，使婴儿整个身体贴近自己，用上臂托住婴儿头部，将乳头轻轻送入婴儿口中，使婴儿用口含住整个乳头并用唇部贴住乳晕的大部或全部。妈妈要注意用食指和中指将乳头的上下两侧轻轻下压，以免乳房堵住婴儿鼻孔影响呼吸，或因奶流过急呛着婴儿。奶量大，婴儿来不及吞咽时，可让其松开奶头，喘喘气再吃。

正确的哺乳姿势能促进哺乳、保证乳汁的分泌量及预防胀奶和乳头痛。如果姿势不正确，婴儿只吸住乳头，不仅不易吸出奶汁，而且还会吮破乳头或使乳头破裂。同时婴儿每次吮吸的奶水不多，还会导致乳房滞乳继发奶水不足。

剖宫产的产妇如何正确哺乳

剖宫产手术后，如果母亲和婴儿都很健康，仍可以进行母乳喂养。但母亲心脏损害或有其他生命危险的情况下，就不能进行母乳喂养。剖宫产婴儿常常因麻醉剂作用而显得无生气，不过除非药物过量，一般婴儿不会受到影响。但是，如果在婴儿出生48小时后，母亲仍需止痛药，就应该在哺乳后服用，这样才能使母乳中的药物含量降至最低。

早产儿及双胞胎的母乳喂养法

● 早产儿的母乳喂养法

早产儿不成熟的程度及机体的健康程度会影响母乳喂养的效果,从而不得不考虑采取相应的喂养措施。母亲应该用手挤奶或用吸奶器来维持供奶,直到婴儿能够在乳房上进行正常吮吸。被挤出或吸出的奶应妥善贮存,以准备透过软管或者小匙、小杯喂养婴儿。

早产儿要尽量由母亲好好哺乳,因为早产儿母亲的乳汁比足月婴儿母亲的乳汁蛋白质含量高80%,因此这种乳汁特别适合早产儿的需要。

● 双胞胎的母乳喂养法

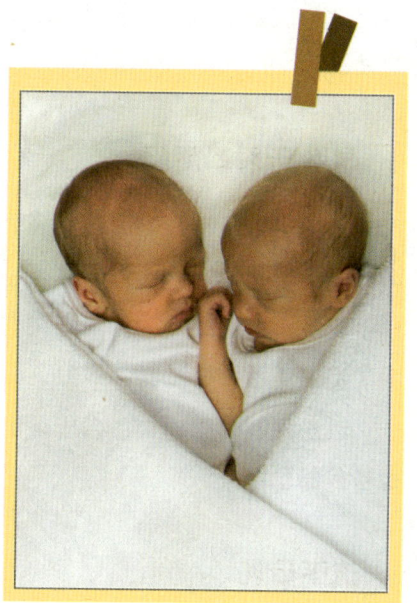

对双胞胎也能成功地进行母乳喂养。有些母亲可以同时喂养两个婴儿(双乳房同时供养),这时喂养姿势显得尤其关键。无论母亲坐着或躺着,要保证婴儿能够靠着母亲腹部垫的枕头支撑着。

如果生下双胞胎,关于宝宝的喂养,可以请教一下保健医生。

哺乳中常见的问题及其应对方法

● 每次哺乳时间多长为宜

正常情况下,给新生儿哺乳的时间是每侧乳房10分钟,两侧20分钟最佳。这是因为就一侧乳房哺乳10分钟来看,最初2分钟内新生儿可吃到总奶量的

50%；最初4分钟内可吃到总奶量的80%～90%；8～10分钟后，乳汁分泌极少，故每次哺乳时间不宜超过10分钟。

虽然就新生儿从一侧乳房补充到的总奶量来说只需4分钟就够了，但后面的6分钟也是必须的。这是因为通过新生儿吸吮可刺激催乳素释放，增加下一次母乳分泌量，而且可增加母婴之间的感情。此外，从心理学的角度来看，它还能满足新生儿在口欲期口唇吸吮的需求。

● 哺乳过程中婴儿哭闹

有些妈妈不知道婴儿不舒服的原因，在哺乳过程中，经常遇到婴儿哭闹的情况。一般来说，只要抱着婴儿说话，就能使其平静下来。如果婴儿的腹部充满气体，就会导致严重的腹痛，引起强烈的哭闹。在这种情况下，应及时到医院就医。

● 乳头干裂或疼痛

如果母亲用不正确的姿势哺乳，容易导致乳头干裂或疼痛，此时应向医生咨询，然后采用正确的姿势哺乳。

另外，喂母乳时，如果吃奶姿势不舒服，婴儿就会咬乳头，因此最好让婴儿用硬口盖和舌头挤压乳晕部位，而且把乳头深深地放入婴儿的口腔内。

乳房严重肿胀时，也会出现乳房痛症。在这种情况下，最好用手或挤奶器挤掉部分母乳。

● 流下母乳

婴儿吃一侧乳房内的母乳时，有些妈妈的另一侧乳房也会流下母乳。在这种情况下，应该用吸水纸擦拭乳头，或者在文胸内放纱布。如果听到婴儿的哭声（或者听到其他婴儿的哭声），或者到了哺乳时间，有些妈妈的乳房就会出现这些症状。一般情况下，在哺乳初期容易出现这种情况，之后会逐渐消失。

● 乳房严重肿胀

在婴儿出生一周内，第一次生成母乳时，流向乳房的血液会急剧增多，因此母乳的生产量和婴儿的摄取量不平衡。在这种情况下，容易出现乳房肿胀的现象，也说明母乳的分泌量远远超过婴儿的摄取量。

出现这种情况时，可用拇指和食指轻轻地挤压乳晕内侧，就能挤出乳晕部位的母乳。一般情况下，可用手或者电动挤奶器挤出母乳。如果乳房疼痛，可以用热水洗澡，这样能促进母乳的分泌。另外，还可以在乳房上面敷冷水或冰块。

● 哺乳过程中必要的营养素

长期的经验表明，海带汤、绿豆粥、鲫鱼汤是促进母乳分泌的食品。分娩后，应该多摄取生成母乳所需的热量。

100毫升母乳的热量为255焦耳，因此产妇每天得消耗3.348千焦的热量来生成母乳，相当于妊娠前消耗量的4%。因此，为了正常地给新生儿喂母乳，产妇每天应多摄取一顿饭的热量。

产妇应该摄取高热量、易消化、富含水分的食品，还要多摄取保护皮肤的维生素A、分解葡萄糖所需的B族维生素、维生素C，血液成分中的铁。另外，富含胡萝卜素的绿黄色蔬菜含有大量的维生素C和促进胃肠功能的纤维质，因此每天都要食用绿黄色蔬菜。

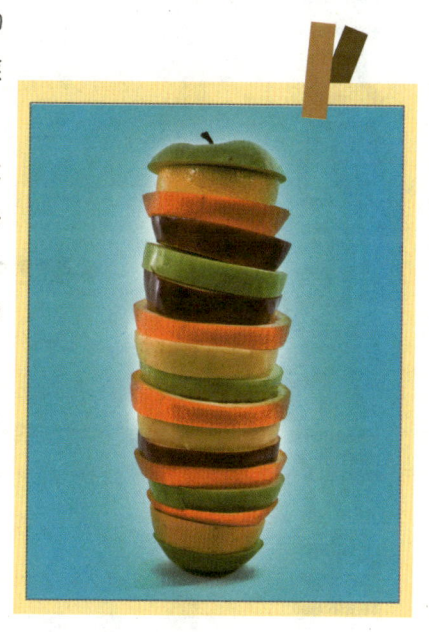

虽然奶粉的质量不断地提高，但是始终无法完全替代母乳。婴儿所摄取的营养不同，发育状态会有明显的差异。要想喂养健康的婴儿，母亲应该充分地摄取营养，用母乳帮助婴儿成长发育。

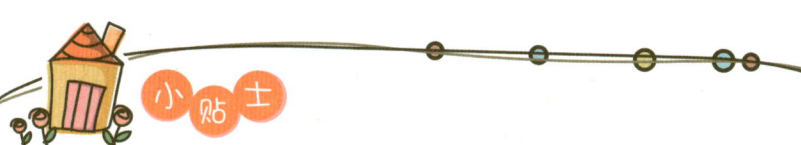

小贴士

对于生病的新生儿是否应坚持母乳喂养的问题，专家认为，即使新生儿在患病中，只要宝宝想吃，也可以坚持用母乳喂养。

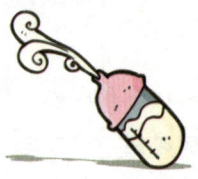

配方奶喂养新生儿

如何选择配方奶

• 认识配方奶

配方奶粉又称母乳化奶粉，它是一种为了满足宝宝的营养需要，在普通奶粉的基础上加以调配的奶制品。

与普通奶粉相比，配方奶粉去除了奶粉中不适于婴幼儿吸收利用的成分，并添加了一些营养成分使之更接近母乳，甚至可以改进母乳中的铁含量过低等不足。因此，给新生儿添加配方奶成为一种很常见的现象。

• 配方奶的营养成分

DHA、胆碱、核苷酸、核桃油、α乳清蛋白……目前，这些熟悉的、不熟悉的营养成分纷纷被加进了婴幼儿配方奶粉中。国内外奶粉制造企业更是利用这些营养成分争夺婴幼儿奶粉市场这块大蛋糕，其营养卖点也多种多样：DHA、核苷酸、益生元……不管是国外品牌还是本土品牌，都着力宣传其配方及功效的独特性。那么，我们就来梳理一下配方奶粉主要营养成分的作用吧。

（1）必需脂肪酸

必需脂肪酸是人类正常生长发育和维持健康必不可少的脂肪酸。由于人类无法合成ω-3和ω-6（都是人体必需的脂肪酸），因此只能从膳食中获得。ω-3的前体亚麻酸和ω-6的前体亚油酸被称为必需脂肪酸（EFA）。

（2）核苷酸

核苷酸是母乳的天然成分。核苷酸参与所有细胞的生命过程，是人体遗传物质DNA（脱氧核糖核酸）和

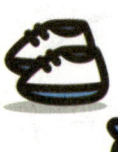
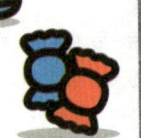

RNA（核糖核苷酸）的结构单位，存在于每个细胞中。普通人群可以合成，但对于生长发育迅速的婴儿来说，细胞移植分化快，核苷酸需要量骤增，所以在婴儿配方奶粉中添加母乳里的核苷酸将有利于婴儿的生长发育。

（3）DHA和AA

DHA和AA（ARA）人体可以合成。必需脂肪酸亚油酸和亚麻酸分别是AA和DHA的前体，通过去饱和酶及链延长酶的作用，可以被合成。但对早产儿或ω-3、ω-6前体缺乏者，会导致合成困难，出现机体损害。DHA俗名脑黄金，学名二十二碳六烯酸，属ω-3族长链多元不饱和脂肪酸。经研究，DHA对大脑和视网膜发育起重要作用。

AA（ARA）学名二十碳四烯酸，又名花生四烯酸，属Omega-6族长链多元不饱和脂肪酸，AA对人体的生长发育有重要作用。在孕晚期及新生儿期，DHA和AA迅速集中在大脑当中。人体视网膜的感光体内也有丰富的DHA，主要通过胎盘或母乳来提供。所以，早产儿及缺乏母乳者，体内DHA水平会受影响，供给他们适当的DHA和AA是必需的。

（4）BL—双歧杆菌

加入此种成分的配方奶粉，能增加肠道双歧杆菌的数量，提高分泌型IgA水平，增加机体抵抗力；另外，BL-双歧杆菌能顺利抵达肠道，在肠内形成保护膜以防止病菌侵入。

（5）乳铁蛋白

不仅能较好地补充铁质，增强造血功能，还能增强宝宝的抵抗力、免疫力。

● 选择配方奶的基本原则

（1）适合的就是好的

其实，奶粉只有适合宝宝的才是最好的。奶粉的价格再高，包装再精美，牌子再硬，都比不上宝宝吃得健康。

适合宝宝的奶粉，首先是宝宝食后无便秘、无腹泻，体重和身高等指标正常增长，宝宝睡得香，食欲也正常。其次，宝宝食后无口气，眼屎少，无皮疹。

（2）越接近母乳成分的越好

目前市场上配方奶粉的成分大都是接近于母乳的，只是在个别成分和数量上有所不同。母乳中的蛋白质有27%是α-乳清蛋白，而牛奶中的α-乳清蛋白仅占全部蛋白质的4%。α-乳清蛋白能提供最接近母乳的氨基酸组合，提高蛋白质的生物利用度，降低蛋质总量，从而有效减轻肾脏负担。

同时，α-乳清蛋白还含有调节睡眠的神经递质，有助于婴儿睡眠，促进大脑发育。所以要首选α乳清蛋白含量较接近母乳的配方奶粉。

（3）根据宝宝年龄选择

奶粉说明书上都有适合的月龄或年龄，可按需选择。

（4）按宝宝的健康需要选择

早产儿消化系统的发育较足月儿差，可选早产儿奶粉，待体重发育至正常(大于5000克)才可更换成婴儿配方奶粉;对缺乏乳糖酶的宝宝、患有慢性腹泻导致肠黏膜表层乳糖酶流失的宝宝、有哮喘和皮肤疾病的宝宝，可选择脱敏奶粉，又称为黄豆配方奶粉;急性或长期慢性腹泻或短肠症的宝宝，由于肠道黏膜受损，多种消化酶缺乏，可用水解蛋白配方奶粉;缺铁的孩子，可补充高铁奶粉。这些选择，最好在临床营养医生指导下进行。

（5）知成分助选择

配方奶粉有很多组成成分，了解这些成分的作用，对妈妈的理性选择非常有帮助。

如何清洁奶瓶

洗过奶瓶的妈妈应该都知道，奶瓶的清洗非常麻烦。母乳和配方奶中营养丰富，奶液中含有大量的脂肪、蛋白质，暴露在空气中很容易变质，如果只用清水清洗，很难将那些黏附在瓶上的蛋白质等物质清洗干净，而蛋白质类特别容易滋生病菌。

宝宝抵抗力弱，肠胃易受感染，为了让宝宝吃得更健康、更开心，下面就教妈妈们如何高效清洁奶瓶。

● 清洁奶瓶

①清洗奶瓶前，须将剩余的奶倒掉。

②把奶瓶全部拆开。

③将拆成小件的奶瓶放在清水中浸泡片刻。

④滴入适量的宝宝奶瓶餐具清洗液。

⑤用奶瓶刷子仔细刷洗奶瓶内部。

⑥奶瓶的螺纹处也要仔细刷洗干净。

⑦将奶瓶和奶嘴座拆开，分开清洗。

⑧清洗完后，在消毒水中彻底清洗2～3次即可。

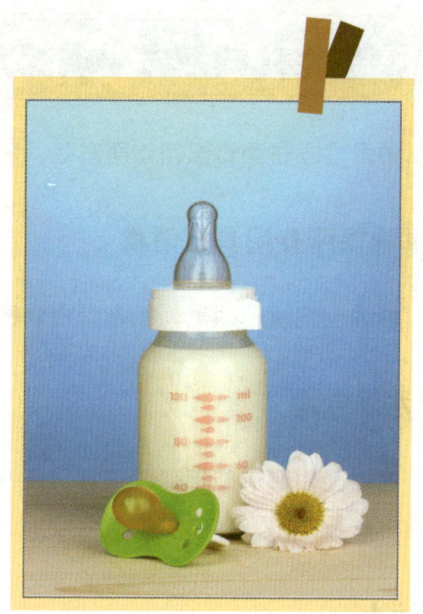

● 给奶瓶消毒

（1）煮沸式消毒

在锅里注入清水，分批次放入奶瓶部件，水的深度要能够浸没所有的喂奶用具。

为防止变形和爆裂，玻璃奶瓶要与冷水一起加热；等水沸腾后，再将奶嘴、奶瓶盖和奶嘴座等塑胶制品一同放入锅中，盖上锅盖再煮2～3分钟后关火即可。如果是塑料奶瓶，需要等水沸腾后再放入。

（2）蒸汽消毒

现在许多有宝宝的家庭都使用上了蒸汽消毒锅。它的种类很多，妈妈们直接按照各品牌说明书操作即可。但是值得注意的一点是，消毒时奶瓶的每个部件都要分开摆放，不可叠加，以利于蒸汽的流通，从而达到理想的灭菌状态。

● 晾干奶瓶

消毒完毕后，要使用干净的奶瓶夹把各部件从消毒锅里取出来，挂在奶瓶架上并在通风、干净处晾晒，这样既可防止烫伤，也可避免手对奶瓶的再次污染。

新生儿的配方奶调配方法

如果你还在为调配奶粉而发愁,那不妨试试下面的方法吧!

● 确保所有用具已消毒

要确保奶瓶、瓶盖、奶嘴、密封圈等用具都消过毒了。

● 水温合适

在水壶里装满新接的自来水,烧开,然后晾凉,让水略微凉一凉。最理想的水温应该是70℃~90℃。也就是说,沸水冷却的时间不要超过半小时。

● 装水

在奶瓶里倒入适量的水。一定要先倒水,这样才能保证比例精确。如果先放奶粉,水和奶粉的比例就不对了,冲好的奶会太浓。

● 在奶瓶中加入适量的奶粉

要使用奶粉包装里带的勺,因为用这个勺量取的奶粉量刚好合适。不同牌子的奶粉,勺子可能也会不同,所以不能混用。

● 充分摇匀奶液

一定要把奶嘴拧紧,盖上瓶盖,然后充分摇匀。

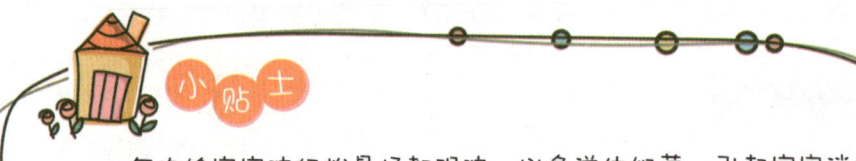

小贴士

每次给宝宝冲奶粉最好都现冲,以免滋生细菌,引起宝宝消化道不适。此外,喂奶前一定要给宝宝先试温度,以免烫伤。

配方奶喂养中常见的问题及其应对方法

● 宝宝便秘及应对方法

牛奶中的蛋白质以酪蛋白为主,在小儿胃酸的作用下凝固成硬块,不易消化,可引起大便干燥、发硬,出现便秘。

可以为宝宝选购添加了膳食纤维的配方奶粉,平时要给便秘的宝宝多喝些水,也可以为宝宝做一下腹部按摩。按摩的方法是:将双手搓热,放在宝宝肚子上依顺时针方向打圈,每天两次,每次揉30圈。

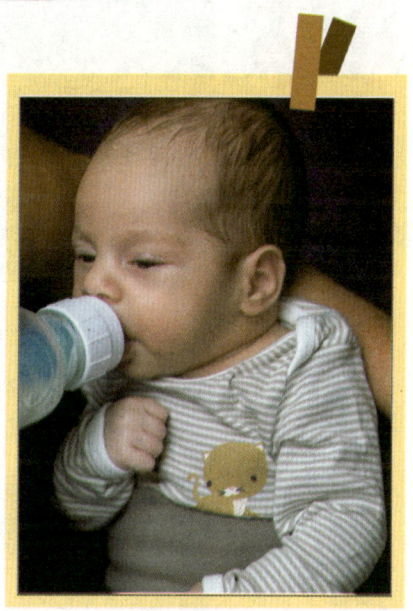

● 换奶粉导致腹泻及应对方法

不同品牌的配方奶粉在成分上会略有不同,味道也就不一样了,对宝宝来说,也就存在着不同成分所导致的腹泻。

一定要换奶粉的话要慢慢来,最好一顿一顿地逐渐代替。如果之前的奶粉一直吃着不错,建议不要更换。

在换奶期间导致宝宝腹泻的原因可能还有很多,例如奶瓶被污染、消化道感染等,父母一定要及时发现原因,并从根本上解决问题。

● 宝宝不接受配方奶及应对方法

从出生后一直吃母乳的宝宝,突然给他改吃配方奶,很多宝宝一时都不能接受,容易出现拒奶的现象。

这需要爸爸妈妈耐心引导,不可全部归罪于奶粉,可能是宝宝不喜欢奶嘴或者喂养方式不对等。在排除其他问题之后,可换一种接近母乳口味的奶粉试试。

出生一周的新生儿的发育情况

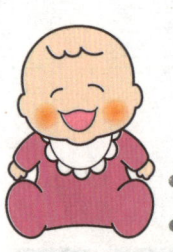

体重

出生1周的新生儿,男婴的体重在2260~3730克之间,女婴的体重在2260~3600克之间。

身长

出生1周的新生儿,男婴的身长在45.2~52.2厘米之间,女婴的身长在44.7~51.4厘米之间。

视觉

出生1周的新生儿视觉范围有限,只能看到距离在15厘米内,角度在45°范围内的物体。

听觉

出生1周的新生儿听觉会比刚出生时有所增强,其听觉很敏感,头会转向发出声音的方向,眼睛也会去寻找声源。

触觉

出生1周的新生儿对身体接触,特别是对手心和脚心的接触非常敏感。爸爸妈妈如果用手轻触出生1周新生儿的手心和脚心,新生儿会有反应。

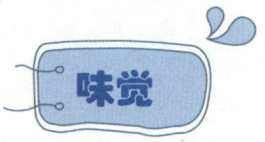

味觉

出生1周的新生儿能对母乳的味道有味觉。

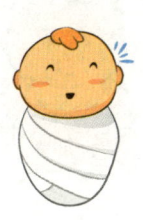

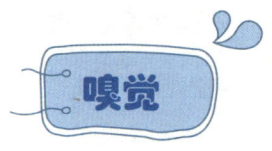

嗅觉

出生1周的新生儿嗅觉比较发达,能辨别出妈妈身上的气味,还能识别不同气味,闻到刺激性强的气味会皱鼻。

新生儿第1周的变化

出生1周的新生儿由于进食少,且排出胎便,体重会暂时下降,即"生理性体重下降",一般下降不超过400克,会从第4、5天开始回升。

出生1周的新生儿耳朵可能是瘪的,还有可能两边不一致,几天后可慢慢舒展开来并渐渐一致;腹部较软且膨隆。

到了2~3天,新生儿的皮肤开始变黄,最明显的部位是眼白、手掌心和脚底板,即为生理性黄疸,正常情况下会随着时间推移逐渐消失,父母不必担心。

新生儿出生后脐带被扎结、切断,留下蓝白色的残端,几小时后,残端会变成棕白色,之后逐渐干枯、变细,最后变成黑色,一般在出生后3~7天脱落。脐带初掉时创面发红,稍湿润,几天后能完全愈合,并随着身体内部脐血管的收缩,皮肤被牵扯、凹陷而成脐窝。

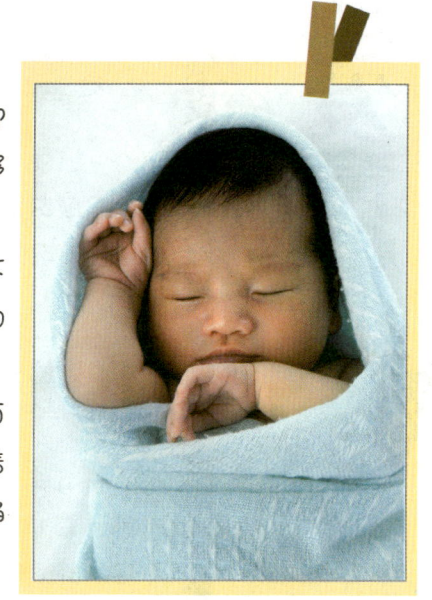

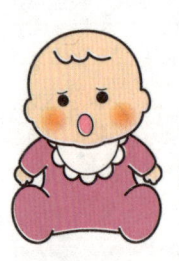

出生2周的新生儿的发育情况

体重

出生2周的新生儿,男婴的体重在2580～4180克之间,女婴的体重在2540～4100克之间。

身长

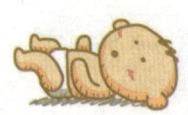

出生2周的新生儿,男婴的身长在46.9～54厘米之间,女婴的身长在46.4～53.2厘米之间。

视觉

出生2周的新生儿视觉相比第1周会有所增强,能注视处于20～45厘米范围内的物体。

听觉

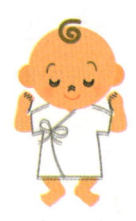

出生2周的新生儿听觉会得到一定程度的发展,会在听到较大的声音,如大人大声说话时,出现眨眼或吸吮的动作。

触觉

出生2周的新生儿对触摸和包裹的方法也十分敏感,喜欢柔软而不是粗糙的感觉,不喜欢被粗鲁的搂抱。舒适的尿布和柔软的衣物布料更能让新生儿安静。

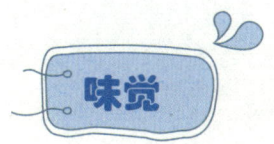
味觉

出生2周的新生儿味觉比上一周进步了很多,能够区分出母乳的香味和奶粉的味道。

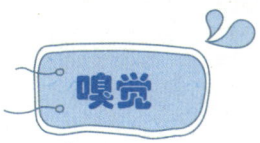
嗅觉

出生2周的新生儿嗅觉相比第1周要有所进步。他们会依据妈妈身上的气味,更快地找到妈妈,也很容易就能记住不同气味,并作出不同反应。

新生儿第2周的变化

到了这一周,新生儿已经可以恢复到出生时的体重。但如果新生儿出生10天后体重仍在下降,父母则应该多加注意。

这一时间段的新生儿,其四肢运动是不自主的、无意识的条件反射,比如受到惊吓时,四肢会下意识地向胸前抱拢,这是新生儿特有的拥抱反射。

新生儿从出生到5~6天,还会有一种神奇的本领——行走反射,从第8天开始即可利用这一能力加以训练,能帮助学会走路,促进大脑发育和智力发展。

这一周的新生儿基本处于"吃饱就睡,睡醒就吃"的状态,吃奶及大小便次数多且尚无规律,还会时不时哭闹,可以多给予拥抱和抚慰。

此时,新生儿头部的绒毛会开始脱落,而之前的黄疸也会开始自然消失。

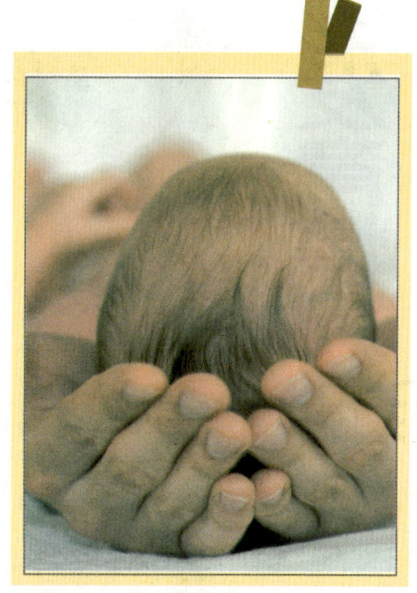

出生 3 周的新生儿的发育情况

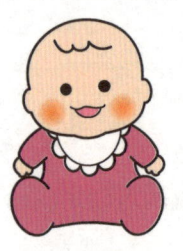

体重

出生3周的新生儿，男婴的体重在2930～4660克之间，女婴的体重在2850～4650克之间。

身长

出生3周的新生儿，男婴的身长在48.6～55.8厘米之间，女婴的身长在48～55厘米之间。

视觉

出生3周的新生儿已经可以与人对视，尤其喜欢被妈妈温柔地注视着。此时的新生儿会喜欢简单图案，或者颜色比较鲜艳的图片。

听觉

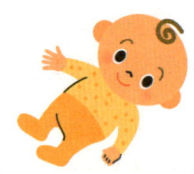

出生3周的新生儿听觉会进一步发展，当大人在身边说话时，会用眼睛去寻找声源，并给予关注，还会做出表情反应。

触觉

出生3周的新生儿会想要尝试抓握物体，对身边的小物件，如拨浪鼓等，能持续握住约2秒钟。

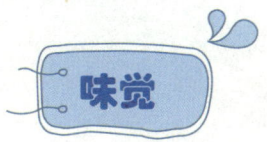

味觉

出生3周的新生儿会依赖母亲乳汁的味道，会对喜欢的味道产生更大的兴趣，会主动寻找自己喜欢的味道。

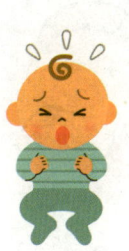

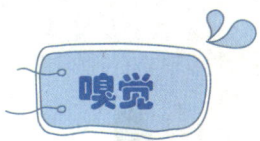

嗅觉

出生3周的新生儿嗅觉会继续发育，他们会关注自己身上的味道，也会对处在身体周围较近位置的物体带有的味道产生兴趣。

新生儿第3周的变化

出生3周的新生儿身体还很柔软，抱着的时候要注意托住其颈部和腰臀部。

这一周的新生儿已经初步显现出不同的性格特点，有的好哭好动，有的文静乖巧，这是由新生儿不同的神经类型和气质类型所决定的。只要适应了新生儿的性格、睡性，就能更好地照顾新生儿，使其更健康地成长。

这一周的新生儿各种条件反射都已建立，会自动抓住碰触其掌心的人的手指，会在要哺乳时将头左右摇摆，张开小嘴主动去找妈妈的乳头，会感应到物体的靠近并不由自主地眨眼睛等等。

这一周的新生儿可能会出现脱皮现象，这属于正常的生理现象。因为新生儿皮肤的最外层表皮，不断新陈代谢，旧的上皮细胞脱落，新的上皮细胞才能生成。

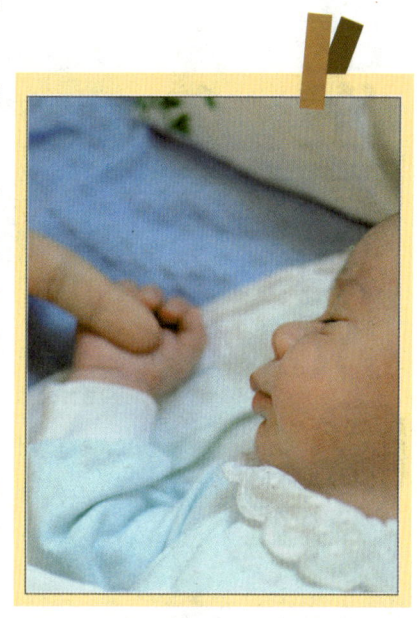

出生4周的新生儿的发育情况

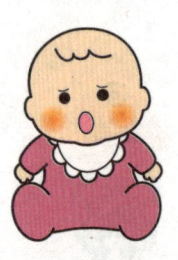

体重

到了这一周的新生儿已接近满月。男婴的体重在3090~6330克之间,女婴的体重在2980~6050克之间。

身长

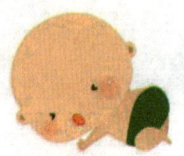

出生4周的新生儿,男婴的身长在48.7~61.2厘米之间,女婴的身长在47.9~59.9厘米之间。

视觉

出生4周的新生儿的眼睛已经发育较健全,能看清楚近距离的人和物,目光也会跟随眼前的物体进行水平移动。

此时的新生儿还会喜欢看线条较粗、图案简单、颜色鲜明的图画以及人脸。

听觉

出生4周的新生儿已经可以听见距离自己50厘米以内的声音,还会向声音传来的位置转头。

此时,新生儿已能辨别妈妈的声音和气味,只要听到妈妈的声音,就会表现兴奋,如果正在啼哭,则会很快安静。

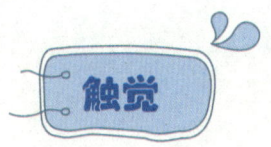

出生4周的新生儿触觉更加灵敏,虽不能用言语表达,但已经能大致分辨自己抓住的物体是什么,抓握的时间能持续5秒钟左右。

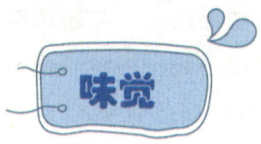

出生4周的新生儿已经有完整的味觉,还会养成自己对味道的喜好,对喜欢的味道会接受,讨厌的味道会抗拒。

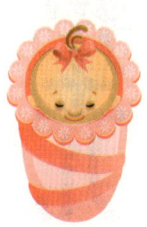

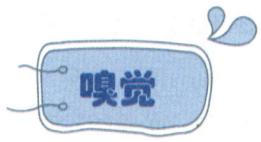

出生4周的新生儿完全能辨别出妈妈的气味,闻到自己喜欢或熟悉的味道,还会表现出开心、兴奋的样子。

新生儿第4周的变化

到了第4周,新生儿的颈部力量已有所加强,其胳膊和腿在活动时的动作也协调了一些,对控制肌肉的能力有所加强。此时的新生儿已经可以趴在床上或大人的胸前,以腹部为支撑,把头稍稍抬起一会儿,还能左右转动脑袋。

这一时间段的新生儿已初步形成了自己的睡眠、吃奶和排便规律及习惯,有的新生儿夜里能睡4~6小时长觉,有的则还需要在夜里喂两三次奶。

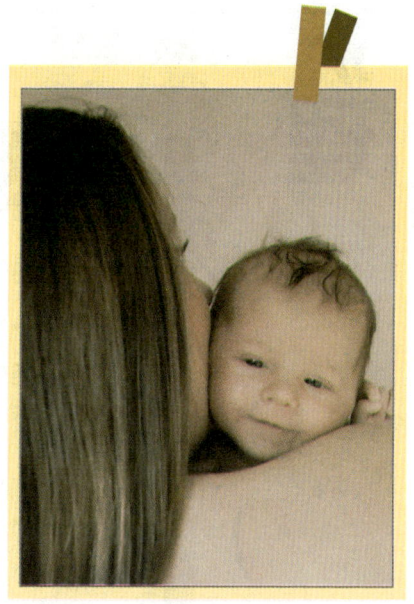

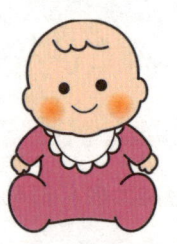

新生儿的日常护理

正确包裹新生儿

优质的包裹是新生儿保温必要的装备，而不当的包裹只会给新生儿带来很多不利的影响。

很多家长喜欢把婴儿严严实实地包起来，外面再用布带子将新生儿捆起来，像一根蜡烛一样，俗称"蜡烛包"。这样抱起来是挺容易，但是对新生儿来说有害无益。

新生儿离开母体后，四肢仍处于外展屈曲的状态，强行将新生儿下肢拉直，不仅妨碍其活动，也影响皮肤散热，汗液及粪便的污染也易引起皮肤感染。

很多人认为将伸直的两下肢包起来，再结结实实地捆上带子，可以防止"罗圈腿"。其实"罗圈腿"形成的原因是体内缺乏维生素D和钙。相反地这样做会引起新生儿髋关节脱位。

因此，应提倡让新生儿四肢处于自然放松的状态，任其自由活动。新生儿如需包裹，应以保暖、舒适、宽松为原则。

给新生儿测体温

父母要经常给宝宝量体温。

有一种儿童专用的液晶体温计，只需在宝宝的前额或颈部轻轻一压，保持15秒，液晶颜色停止变化，即可读取温度。

此外，一些数字型的电子体温计也适合宝宝使用。

除电子体温计外，传统的水银玻璃体温计由于测量结果较准确，许多家庭还在使用。

新生儿的眼部、口腔护理

新生儿刚出生时,口腔里常带有一定的分泌物,这是正常现象,无须擦去。新生儿的口腔黏膜娇嫩,切勿造成任何损伤。牙齿边缘的灰白色小隆起或两颊部的脂肪垫都是正常现象,切勿挑割。如口腔内有脏物,可用消毒棉球擦拭。

每次洗脸前,妈妈应先将新生儿的眼部擦洗干净,平时也要注意及时将眼部分泌物擦去,如果分泌物过多,可滴氯霉素眼药水,每眼每次滴1滴,每日4次。

新生儿的脐带护理

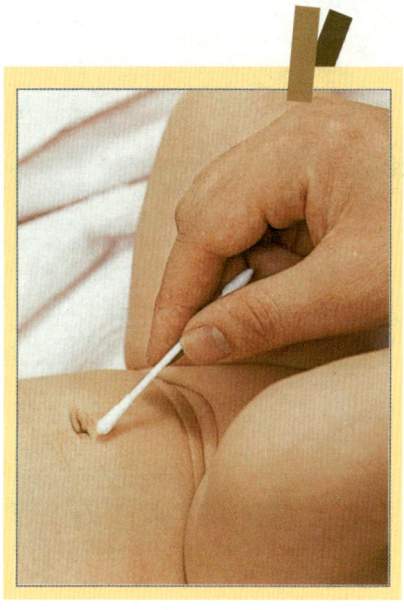

妈妈应密切观察新生儿脐部情况,包扎脐带的纱布要保持清洁,注意观察有无渗血现象,渗血较多时应将脐带扎紧一些并保持局部干燥,脐带没掉之前切勿打开纱布。

脐带脱落后可给婴儿洗盆浴,并用70%的酒精擦拭肚脐,保持清洁和干燥。

根部痂皮须待其自然脱落,若露出肉芽肿就可能妨碍创面愈合,可用5%~10%的硝酸银水点灼一下,再擦点消炎药膏。

脐带根部发红或脱落后伤口总不愈合,脐部湿润流水,可擦点1%的紫药水后包扎。

注意切勿用手指触摸婴儿的肚脐。

小贴士

新生儿的指甲长得非常快,有时一个星期要修剪两三次,为了防止新生儿抓伤自己或他人,应及时为其修剪。

新生儿的皮肤护理

宝宝刚生下来时皮肤结构尚未发育完全,不具备成人皮肤的许多功能。因此妈妈在照料时一定要细心护理,有时稍有不慎,便会惹出不少麻烦,给妈妈和宝宝的生活带来很大的烦恼。

脸部皮肤 新生儿经常吐口水及吐奶,平时应多用柔软湿润的毛巾,为新生儿擦净面颊;秋冬时更应该及时涂抹润肤膏,增强肌肤抵抗力,防止肌肤红肿或皲裂。

耳朵护理 耳朵内的污垢可采用旋转棉签的方法取出,但要注意,仅限于较浅的部位,不能插进过深,防止损伤鼓膜和外耳道。

臀部护理 新生儿的臀部非常娇嫩,要注意及时更换尿片。更换尿片时最好用小儿柔润湿纸巾清洁臀部残留的尿渍、屎渍,然后涂上婴儿专用的护臀霜。

皮肤护理 给宝宝换衣服时,发现有薄而软的小皮屑脱落,是皮肤干燥的现象。在皮肤上涂些润肤膏即可预防。夏季要让宝宝在通风和凉爽的地方进行活动,浴后在擦干的身上涂抹少许爽身粉,预防痱子。

新生儿的生殖器护理

男婴包皮往往较长,很可能会包住龟头,内侧由于经常排尿而湿度较大,容易隐藏脏物,易形成白色物质(称为包皮垢)。因此,在为男婴清洗生殖器时动作要轻柔,将包皮往上轻推,露出尿道外口,用棉签蘸清水绕着龟头作环形擦洗,擦净后再将包皮恢复原状。阴囊与肛门之间的部位叫会阴,这里也会积聚一些残留的尿液或是肛门排泄物,也须用棉签蘸清水擦洗干净。

在为女婴清洗生殖器时要将阴唇分开,用棉签蘸清水,由上至下轻轻擦洗。忌用含药物成分的液体和皂类,以免引起外伤、刺激和过敏反应。

新生儿的正确抱法

新生儿的身体较柔软,抱时一定要多加小心,宜经常变换姿势。

● 抱新生儿的两种方法

当要抱新生儿时,可先用眼神或说话声使其注意,同时伸手将他慢慢抱起。

(1) 腕抱法

是指将宝宝的头放在左臂弯里,肘部护着宝宝的头,左腕和左手护背和腰部,右小臂从宝宝身上伸过护着宝宝的腿部,右手托着宝宝的屁股和腰部。这一方法是比较常用的姿势。

(2) 手托法

用左手托住宝宝的背、脖子、头,右手托住他的小屁股和腰。这一方法多用于把宝宝从床上抱起和放下。

● 抱新生儿的注意事项

(1) 不要竖抱新生儿

新生儿此时颈肌还没完全发育,颈部肌肉无力,如果竖抱,则头的重量全部压在颈椎上,会对脊椎带来损伤。这些损伤若当时没有发现,则可能影响孩子将来的生长发育。所以抱宝宝要横抱,不宜竖抱。

(2) 让新生儿紧贴妈妈的左胸

将新生儿的头部放在妈妈的左侧,有意将其耳朵贴近心跳处,使其能听到心跳的节律。因为新生儿在母体内听惯了母亲的心跳,出生后再听到这样熟悉的声音,就会产生一种亲切感,从而很容易适应这种情境,而使情绪平稳。

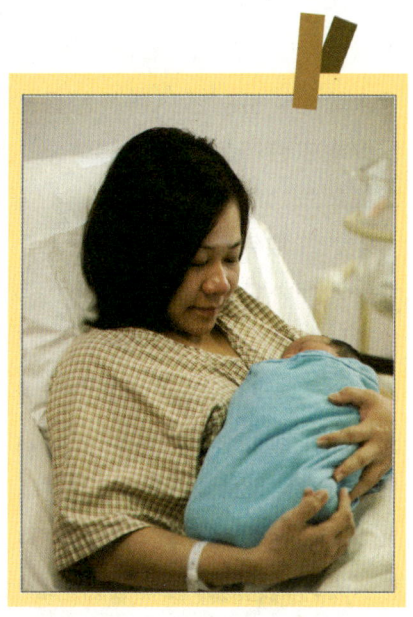

新生儿的洗浴护理

● 洗澡前的准备

①将洗浴所需物品备齐,例如消毒脐带的物品、预换的婴儿包被、衣服、尿片以及小毛巾、大浴巾、澡盆、冷水、热水、婴儿爽身粉等。

②检查自己的指甲,以免划伤宝宝,再用肥皂洗净双手。

③最好使室温维持在26~28℃,水温则以37~42℃为宜。可在盆内先倒入冷水,再加热水,再用手腕或手肘试一下,使水温恰到好处。

④沐浴时要避免阵风的正面吹袭,以防着凉生病。

⑤沐浴时间应安排在给婴儿哺乳1~2小时后,否则易引起呕吐。

● 洗澡的顺序

先洗头面部。将婴儿包好后,身体托在前臂上置于腋下,用手托住头,拇指和中指放在婴儿耳朵的前缘,以免洗澡水流入耳道。用清水清洗面部,由内向外擦洗。头发可用婴儿皂清洗,然后再用清水冲洗干净。

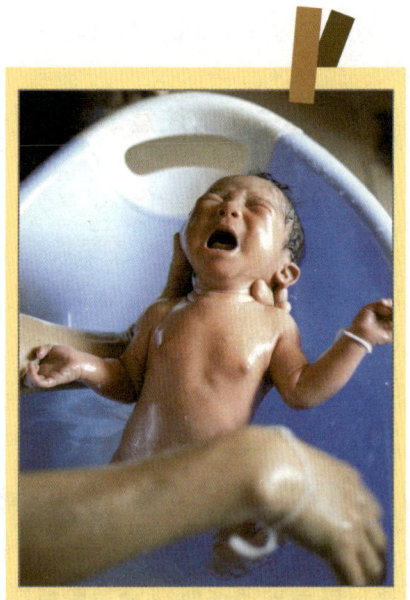

洗完头面部后,脐带已经脱落的新生儿可以撤去包布,将身体转过来,用手和前臂托住新生儿的头部和背部,把婴儿身体放入水中,注意头颈部分不要浸入到水里,以免洗澡水呛入口鼻。清洗时由上向下,重点清洗颈部、腋下、肘窝和腹股沟等处。

洗完腹面再洗背面,用手托住婴儿的胸部和头,由上到下清洗背部,重点洗肛周和腋窝。洗毕立即用干浴巾包裹,然后在皮肤皱褶处涂少许爽身粉。

要注意,新生儿尤其是早产儿,体温调节功能差,体温调节中枢发育未成熟,当环境温度改变程度超出机体调节能力时,就会造成发烧或体温过低。

新生儿尿布的选择

①用柔软、吸水性强、耐洗的棉织品。

②要清洗、揉搓、消毒、晾晒后再使用。颜色以白、浅黄、浅粉为宜,忌用深色,尤其是蓝、青、紫色的。

③尿布不宜太厚或过长,以免造成下肢变形,避免尿湿时污染脐部。

④要选择适合新生儿身材大小的尿布,不仅要穿着舒适、透气性好,还应注意及时更换,以防新生儿出现尿布疹。

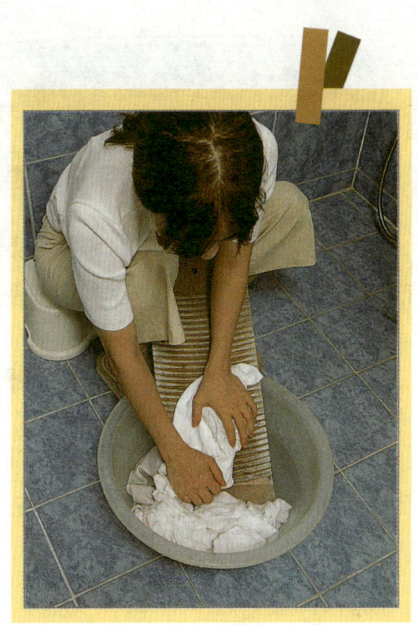

给新生儿正确穿脱衣服

父母在给新生儿穿脱衣服时,可先给予一些预先信号,抚摸皮肤,轻轻与其交谈,使新生儿心情愉快,身体放松,然后再开始动作轻柔地穿脱衣服。

穿衣服时,让宝宝躺在床上,先将你的左手从衣服的袖口伸入袖中,使衣袖缩在你的手上,右手握住婴儿的手臂递交给左手,然后右手放开婴儿的手臂,左手引导着婴儿的手从衣袖中伸出来,右手将衣袖拉上婴儿的手臂。脱衣服时,同样先用一只手在衣袖内固定婴儿的上臂,然后用另一只手拉下袖子。

穿脱裤子的方法与衣服相同,也是需要一手在裤管内握住小腿,另一手拉上或脱下裤子。

小贴士

婴儿的衣服宜选购质软保暖透气的,内衣裤最好选购棉布质地的,款式宽松舒适。

新生儿衣物的清洗

● 新生儿的衣物买回来就要清洗

新购买的宝宝衣物一定要先清洗，因为衣服制造过程中可能会加入苯或荧光剂。清洗一方面能减少化学品残留，另一方面则可以通过紫外线杀菌消毒。

● 成人与宝宝的衣物要分开洗

因为成人活动范围广，衣物上细菌多，若与宝宝的衣物同时洗，易交叉感染，稍不注意就会引发宝宝的皮肤问题。同时，宝宝的内衣最好单独手洗。

● 用洗衣液清洁宝宝衣物

洗衣粉含磷、苯、铅等有害物质，若附着在衣物上，易使宝宝皮肤粗糙、发痒，甚至引起接触性皮炎、婴儿尿布疹等。因此，建议使用洗衣液，以便彻底清除污渍且无残留，还能减少衣物纤维的损害，从而保持宝宝衣物柔软。

● 漂白剂要慎用

借助漂白剂使衣物洗得干净的办法并不可取，因为它对宝宝皮肤极易产生刺激。漂白剂进入人体后，能和人体中的蛋白质迅速结合，不易排出体外。长期接触皮肤会使婴儿不舒服，甚至引起疹子、发痒等现象。

● 漂洗过程也很重要

洗净污渍，只是完成了洗涤程序的三分之一，而接下来的漂洗绝对是重头戏，要用清水反复过水洗两三遍，直到水清为止。否则，残留在衣物上的洗涤剂或肥皂对孩子的危害，绝不亚于衣物上的污垢。

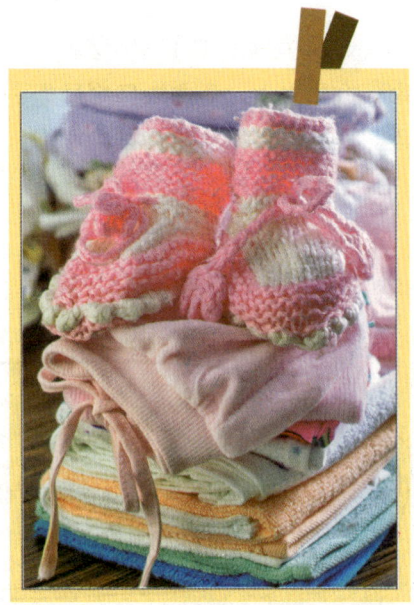

正确对待新生儿哭泣

● **饥饿**

宝宝一哭,首先要检查一下他是否饿了,如果不是,再找其他原因。

● **不舒服**

用手摸宝宝的腹部,如果发凉,应加盖毛毯或被子;如果发热,宝宝看上去面色发红,可扇风或用温水洗澡。此外,如果尿布湿了也会使宝宝不舒服,应及时更换。

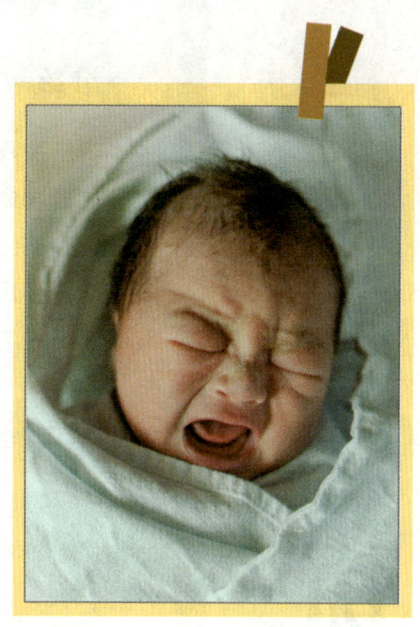

● **消化不良和腹绞痛**

婴儿因腹胀、消化不良而哭泣,通常都与饮食有关,可试着喂些热水,或轻轻按摩婴儿的腹部。人工喂养的婴儿要注意调整一下奶粉的配方。

● **感情发泄**

和成人一样,婴儿也需要发泄他们的情感,他们主要以哭的方式进行。

● **其他**

蚊虫叮咬、婴儿睡床上有异物,甚至母亲紧张、烦躁的情绪,都会引起婴儿啼哭。

小贴士

新生儿没有一点自卫能力,时刻需要成人的精心照料,稍有疏忽,就可能发生意外,需引起家人的注意。

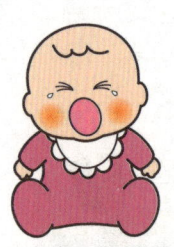

新生儿常见疾病防治

颅内出血

● 介绍

新生儿颅内出血主要由缺氧及产伤引起，出血部位多在硬脑膜下、蛛网膜下、脑室和脑组织的其他部位。表现为新生儿兴奋或嗜睡、面色苍白或青紫、不吃奶、吐奶、烦躁、尖声哭叫等。严重者还会出现惊厥、脖子硬、呼吸不规律、前囟饱满或凸起、瞳孔改变等。

● 防治

凡被怀疑为颅内出血的新生儿，应及时去医院检查治疗。如果出血点不大，先观察48小时，并及时做CT复查，或者做腰穿检查脑脊液中是否有红细胞，确认出血吸收情况。检查时要抬高患儿头部，并尽量减少搬动。

缺氧缺血性脑病

● 介绍

新生儿缺氧缺血性脑病是在孕妈妈怀孕晚期和胎儿出生前后，缺氧和缺血等因素导致的新生儿脑损伤。根据病情变化可分轻、中、重度。轻、中度表现为兴奋或迟钝，肌张力正常或减低；重度可有昏迷、肌张力松软、惊厥频繁等，多伴有脑瘫、癫痫等严重后遗症。

● 防治

新生儿缺氧缺血性脑病的根本原因是神经细胞的损伤或死亡。因此，对该病的预防远重于治疗。

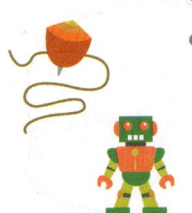

TORCH感染（病原体感染）

● 介绍

TORCH感染可导致先天性宫内感染及围产期感染而引起围产儿畸形，其特点是孕妇患病后，多数自身症状轻微或无症状，但却使胎儿出现严重症状，以致流产、死胎、死产、先天性畸形或新生儿遗留神经障碍等症，甚至死亡。

● 防治

预防TORCH感染，重点应放在孕妇的个人卫生及防护上。怀孕期间忌食未熟的肉类食品，不可食生肉；避免与TORCH患者接触，也不要接触动物；接触生肉及处理猫、狗粪便时，需戴手套，事后反复洗手。

还要对孕妇作产前TORCH感染筛查。若孕早期发现有感染，可考虑终止妊娠；若有梅毒、弓形虫病等应及时治疗；若生殖道有巨细胞病毒、单纯疱疹病毒感染的，应行剖宫产。

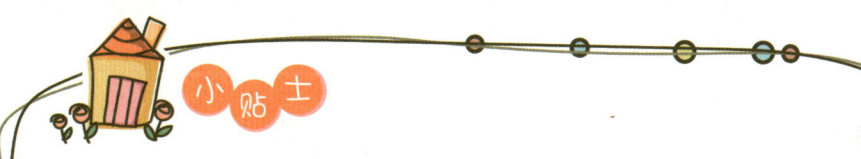

TORCH是以病毒命名。T指弓形虫，O指梅毒螺旋体及其他微小病毒，R指风疹病毒，C指人类巨细胞病毒，H指单纯疱疹病毒。

出血性疾病

● 介绍

新生儿特别是早产儿凝血功能不成熟，较易发生出血性疾病，最常见的原因是DIC、维生素K缺乏所致的新生儿出血症和多种原因所致的血小板减少症，重症者可危及生命，因此及时诊断和处理甚为重要。这些病表现为呕吐咖啡色样物，粪便暗红，重症者可颅内出血。

● 防治

新生儿出血症可用维生素K_1肌内注射或静脉滴入。如果发现孩子有出血倾向，应及时去医院就诊，配合医生检查，以便及早诊断。

● 介绍

分娩时剪切的脐带留在婴儿的肚脐上，过几天就会脱落。一般情况下，脐带脱落的部位有很小的伤疤，但是很快就会痊愈。

如果脐带周围被细菌感染，肚脐会潮湿，流出分泌物。大多数能自然恢复，但感染严重时会有脐轮红肿，脐凹内可见小的肉芽面或脐残端有少量黏液或脓性分泌物。病重时可有红、肿、热、痛等蜂窝织炎的症状，脐周明显红肿变硬，脓性分泌物较多，轻压脐周，有脓液自脐凹流出并有臭味。

● 防治

必须保持肚脐周围的清洁。在脐残端脱落前后，要勤换尿布，保持脐部清洁干燥，每天可用75%的医用酒精涂擦脐残端和周围2～3次。如果有结痂形成，涂擦酒精时应将结痂掀起，从内向外涂擦，才能真正起到消毒的作用。

● 介绍

新生儿溶血病通常是指母亲与胎儿血型不合，母血中抗体进入新生儿的血液循环进而破坏新生儿的红细胞，导致发生溶血性贫血的一类疾病。临床表现为皮肤黄疸，严重的出生时就有明显的水肿、贫血。以A、B、O血型不合新生儿溶血病最为常见，其次为Rh血型系统，死亡率极高，很容易留下后遗症。

● 防治

患儿需住院治疗，光照疗法和换血疗法比较有效。若处理得当，治疗及时，就能很快痊愈。如果是Rh血型不合溶血病，在分娩Rh阳性血型婴儿后的72小时内，产妇接受一剂肌内注射Rh免疫球蛋白，可以预防下一胎发生Rh溶血。

新生儿黄疸

● 介绍

50%的新生儿出生后可出现黄疸。首先出现在头部，随着胆红素水平升高，可扩展到全身。如果分娩时有产伤，婴儿可能会患上黄疸。早产儿则是因为肝脏不成熟，容易出现黄疸。其他原因如感染、肝脏疾病、血型不相容等也会引起黄疸，但并不常见。

黄疸又分为生理性和病理性两种。生理性黄疸在新生儿出生后2～3天出现，4～6天达到高峰，7～10天消退，早产儿黄疸持续时间较长，除轻微食欲缺乏外无其他症状。但个别早产儿血清胆红素过低也可发生胆红素脑病。

若出生后24小时即出现黄疸，2～3周仍不消退，甚至继续加重，或消退后重复出现，或出生后一周至数周内才开始出现黄疸，均为病理性黄疸，严重时可引起核黄疸，愈后恢复差，可造成神经系统损害，严重可致死。

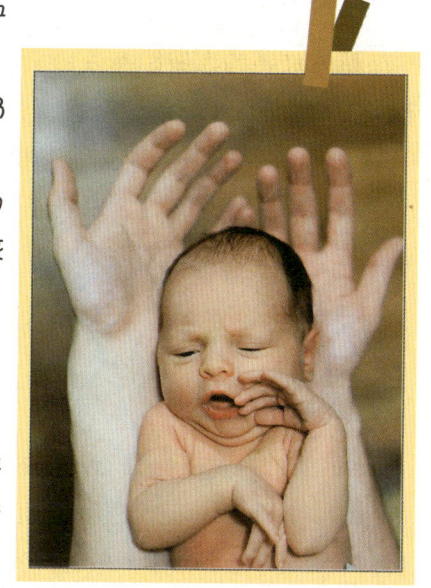

● 防治

黄疸可用光线疗法和酶诱导剂治疗，最新的治疗方法则是胆红素包裹法。需进行换血疗法时，应及时做好病室空气消毒。

新生儿佝偻病

介绍

新生儿佝偻病是由于维生素D和（或）钙磷缺乏引发的钙磷代谢失常，造成生长中的骨骼骨基质钙盐沉着障碍和（或）类骨组织（未钙化骨基质）过多聚积的一种营养性代谢性骨病。患儿会爱哭闹、多汗、不爱吃奶、容易受惊，严重时会出现方头顶、罗圈腿等现象，导致患儿发育迟缓，抵抗力较低。

防治

预防该病首先应预防先天性佝偻病。提倡母乳喂养，孕妇要多食含钙丰富的食物，多晒太阳，婴儿出生后要多到户外阳光下活动。冬天中午前后阳光充足，户外活动时应让婴儿露出手、脸；夏天则应在阴凉处，避免暴晒。

新生儿硬肿症

介绍

新生儿硬肿症是因寒冷损伤、感染或早产引起的皮肤和皮下脂肪变硬，其中寒冷损伤最多见，以皮下脂肪硬化和水肿为特征。

该病多发生在寒冷季节，多见于重症感染、窒息、早产及低出生体重儿，绝大多数发生于出生后不久或出生后7~10天内。

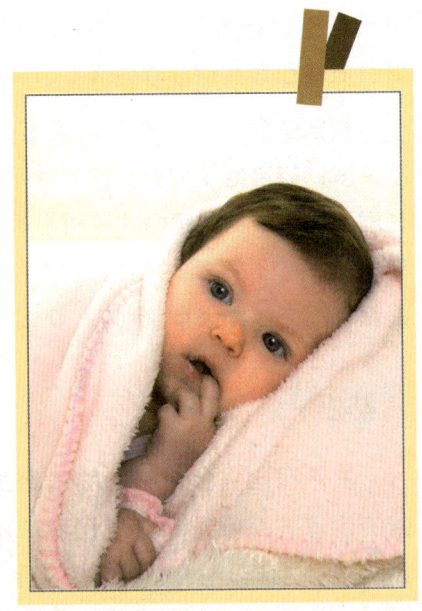

防治

加强产前检查，做好保暖措施，减少早产概率。新生儿一旦娩出即用预暖的毛巾包裹，移至保暖床上处理，并做好体温监护。

新生儿败血症

● 介绍

新生儿败血症多发于出生后1~2周，是严重的全身性感染性疾病，主要因细菌侵入血液循环后繁殖并产生毒素引起。病情严重时，常并发肺炎、脐炎、脓疱疹等多方面的感染，出现发热持续时间较长或体温不升、面色灰白、精神萎靡、吃奶不好、皮肤黄疸加重或两周后尚未消退以及腹胀等症状。

● 防治

目前对该病的治疗较有效，如无综合征则疗效更好，不会留后遗症。

新生儿肺炎

● 介绍

新生儿肺炎以冬春季多发，临床表现为发热、咳嗽、呼吸困难，也有不发热而咳喘重者。根据致病原因可分为吸入性肺炎和感染性肺炎。

● 防治

注意为患儿补充营养，保证摄入足够的热能及蛋白质等，还要注意多给宝宝喂水，以弥补机体流失的水分。哺乳时更要特别注意，由于患儿容易出现呛奶、溢奶现象，所以要控制吃奶速度，不要采取平卧方式哺乳，且哺乳不宜过饱。

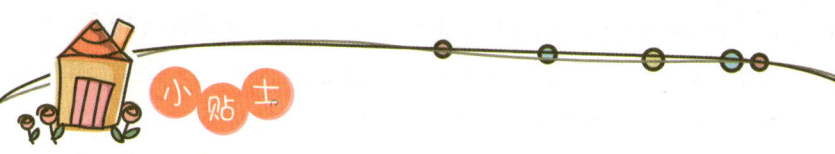

小贴士

新生儿肺炎也可由孕妇经胎盘传染给胎儿而致，或因羊膜早破、产程过长，阴道中微生物上行感染而造成，应做好产前检查。

新生儿肺透明膜病

介绍

该病是指新生儿出生后不久即出现呼吸困难、青紫、呼气性呻吟、吸气性三凹征和呼吸衰竭,主见于早产儿,因肺表面活性物质不足导致进行性肺不张。

防治

做好孕妇保健,防止早产,对可能早产、羊水振荡试验阴性、<2升/秒DG<20毫克/升的孕妇,如无严重高血压或感染者,可在分娩前1~7天口服倍他米松0.5毫克或地塞米松0.75毫克,均1日3次,共2天;或静注氢化可的松100毫克,每12小时1次,共4次。

新生儿窒息

介绍

新生儿窒息,是指胎儿分娩出后仅有心跳而无呼吸或未建立规律呼吸的缺氧状态。新生儿窒息与胎儿在子宫内环境及分娩过程密切相关,凡影响母体和胎儿间血液循环和气体交换的原因都会造成胎儿缺氧而引起窒息。

防治

加强胎儿监护,避免和及时改善宫内缺氧。对宫内缺氧的胎儿,可通过羊膜镜了解胎粪污染羊水的程度,或在胎头露出宫口时取胎儿头皮血进行血气分析,以估计宫内缺氧程度。DG和SP-A在接近生产前偏低,或L/S、DG、SP-A均很低,发生RDS的危险性就会很高须积极采取措施。

密切监测临产孕妇,避免难产,产房内还需配备复苏设备,高危妊娠分娩时必须有掌握复苏技术的人员在场。临床复苏时,新生儿气道未清理干净前切忌刺激使其大哭(尤其是胎粪污染儿),以免将气道内吸入物进一步吸入肺内。

新生儿破伤风

介绍

该病是由破伤风杆菌感染脐部伤口所致，主要诱因是新生儿断脐时消毒不彻底。发病时间多在婴儿出生后4~7天，发病越早，病情越重。

防治

给孕妇注射破伤风类毒素，能有效预防新生儿破伤风。新生儿出生后，脐带必须严格处理，一旦发现新生儿患有破伤风就应迅速送医院诊治。

新生儿便秘

介绍

新生儿通常一周排便一次。若大便坚硬，排便困难，或排便次数很少，则称为便秘。如果排出坚硬的大便，婴儿就会很疼痛，而且偶尔会导致肛裂、出血等症状。

当母乳摄取量不足，或因呕吐等原因大量流失水分，易导致便秘。另外，直肠下部局部闭锁的疾病（先天性巨大结肠），这种病也是导致便秘的主要原因之一。

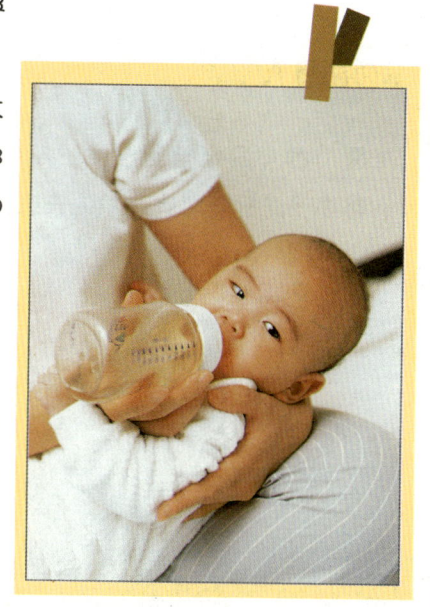

防治

新生儿出现便秘症状，应找出根本原因。如果新生儿是因为摄入奶量不足引起的便秘，妈妈可增加为新生儿哺乳的次数。

新生儿囟门异常

● 囟门鼓起

宝宝的前囟门如果突然鼓起,用手摸上去有紧绷感,还伴有发烧、呕吐、抽搐等情况,即宝宝的颅内压力增高,应尽快就医。

● 囟门凹陷

如囟门短时间内凹陷,可能是体内缺水,需尽快就医,为宝宝补充液体,以防脱水。由于喂养不当或疾病影响导致宝宝营养不良、消瘦,前囟门也经常会凹陷。只要及时就医,合理膳食,此现象即可消失。

● 囟门过小

囟门过小是指宝宝出生后不久的前囟门仅有手指尖大,或小得摸不到囟门,多为囟门早闭。要定期测量头围,观察满月前头围是否在正常范围内。如果宝宝头围的发育尚且正常,即使囟门偏小一些,也不会影响大脑的发育。

● 囟门过大

囟门过大是指宝宝出生后不久前囟门逐渐增大,可达4~5厘米。囟门过大,首先可能是宝宝存在着先天性脑积水,其次也可能是先天性佝偻病所致。

Part 4

1~3个月宝宝的喂养

宝宝满月了,也就进入了婴儿期。

婴儿期的头三个月是非常重要的,为宝宝以后的生长发育打下基础。在这一时期,父母要密切关注宝宝发育上的变化,细心呵护宝宝的健康成长。

本章将介绍1~3个月宝宝的喂养,包括发育特征、早期教育、日常护理、常见不适症状及疾病的护理五部分,为父母们提供参考,帮助宝宝茁壮成长。

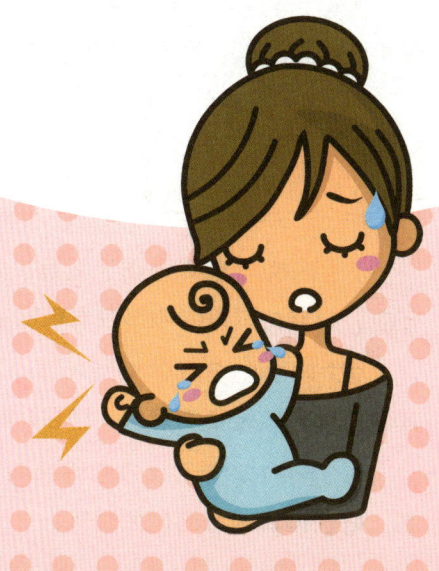

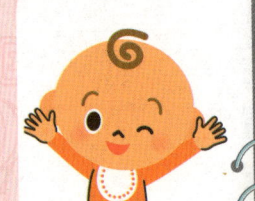

1~3个月宝宝的发育特征

1~3个月宝宝生长速度特别快,每天体重可以增加30克左右,每个月会增长1公斤左右,身高和头围也会迅速增加,爸爸妈妈们可以对照以下表格查看。

发育标准	平均身长（厘米）	平均体重（千克）	平均头围（厘米）
正常男婴	62.3	6.27	38.8
正常女婴	60.9	6.23	37.8

1个月宝宝的活动仍然是全身无规律的活动,头稍微能转动,尝试着抬头数秒,腿脚喜欢弯曲。

2个月的宝宝在竖抱时头稍能挺直,并随视线转动,双手活动频繁、有力,经常本能地放入口中吸吮。

3个月宝宝的头能挺直,俯卧时能稳固地抬头,蹬腿动作比较有力,经常把腿脚举高又放下。

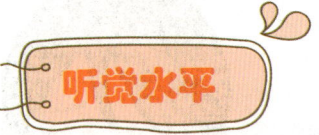

1个月的宝宝听觉有了发展,对听到的声音能作出反应,对突如其来的响声会表现出惊恐。

2个月的宝宝听觉渐渐加强,能辨别声音的方向,能安静地听较轻柔的音乐,也会对噪声表示不快。

3个月的宝宝可以分辨妈妈的声音,头还会转向声源,听到悦耳的声音时会微笑。

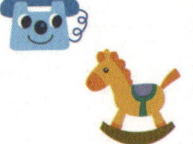

视觉水平

1个月的宝宝视觉已经可以集中，头眼逐渐协调，视觉距离为25厘米左右，有初步的颜色分辨能力，可区分白色和红色。

2个月宝宝的视觉集中现象越来越明显，可持续地注视物体，会有眨眼反射。将手掌渐渐逼近宝宝眼前，他就会眨眼睛。

3个月宝宝的视觉功能有所增强，视线能跟随鲜明的物体移动，逐渐能集中看距离较远的物体，最远视觉距离逐步达到4～7米。

味觉和嗅觉

宝宝出生2个月后就能清楚区别酸、甜、苦等不同味道，并有不同反应。宝宝会对甜味有积极反应，而对苦、酸味会产生消极表现，如皱脸、闭眼等。

宝宝出生3个月后能够区别出喜欢和不喜欢闻的气味，对喜欢的气味会表现出愉悦的表情。

语言能力

1个月是反射性发声阶段，宝宝会因生理上的需要作出哭喊反射，用不同的声音表达不同的意思。

2～3个月开始，宝宝可发出"呀""啊""唔"等单音。

小贴士

婴儿期是语言发育的准备阶段和开始阶段，父母应在此阶段中对宝宝进行适当引导。

1~3个月宝宝的早期教育

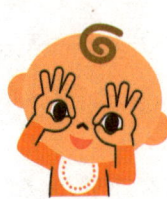

运动能力训练

抬头

宝宝到了2个月时,可在俯卧位抬头呈45°,到3个月时则能用双手支撑着挺起头和胸部接近90°。

抬头训练可锻炼颈肌、背肌和胸肌的发育。可以拿宝宝喜欢的玩具在面前晃动,引起宝宝注意后再将玩具慢慢抬高,促使其抬头。

转头

妈妈应学会让孩子面朝前,背靠自己胸腹这种抱孩子的姿势。宝宝头颈部由于靠在妈妈身上,比较容易竖起头。此时爸爸可在婴儿左右,用玩具逗引他,婴儿会随着玩具移动的方向左右转头寻找。

这种抱姿为宝宝直视周围环境提供了更多的机会。每次可练习5分钟左右。

视觉刺激训练

1个多月的宝宝对鲜艳的色彩已有较强的"视觉捕捉力",这时可在宝宝的摇篮上悬挂红色或黄色的玩具,妈妈隔段时间可摇动一下,以刺激宝宝的注意力和兴趣。此时,应注意悬挂的物体不要长时间地固定在一个地方,以防婴儿发生对视或斜视。

大人也可将宝宝竖抱起,在房间布置比较鲜艳的大图片或脸谱,边让婴儿看边与其说话,以训练宝宝的视觉感知能力。

触觉能力训练

触觉是宝宝最早发育的能力之一，丰富的触觉刺激对智力与情绪发展都有着重要影响。父母可以用不同材质的毛巾给宝宝洗澡，让宝宝接触多种材质的衣服、布料、寝具等，也可以让宝宝玩不同材质的玩具。

另外，父母不妨多找机会带宝宝外出，让其充分接触大自然，进而得到来自大自然的不同的触觉刺激，如草地、沙地、植物等，对触觉发展大有帮助。

听觉刺激训练

3个月的宝宝经常会发出笑声或喃喃自语，会将头转向声音来源，这都是听觉发展的表现。

给婴儿哺乳时，可以播放优美悦耳的轻音乐，使孩子产生最初的乐感和节奏感。妈妈可以每天给婴儿哼唱摇篮曲，或是反复播放一段优美的乐曲，声音不要太大，这样不仅有利于婴儿入眠，而且能够使婴儿的听觉得到训练。

语言刺激练习

到了2~3个月，大部分宝宝能发出"咿呀"的声音，用简单的发音表达自己的意愿。当妈妈跟宝宝说话时，宝宝能通过手脚活动以及表情作出相应的反应。通过与周围人的反复"对话"，培养宝宝逐渐掌握语言的能力。

社交发展训练

父母要多与宝宝玩耍、交流，逐渐地让宝宝学会认人。通过练习，宝宝会认出你是生人还是熟人，对爸爸妈妈也会作出不同的反应。通常宝宝见到妈妈时会表现出特别的偏爱，如发出声音，或高兴得手舞足蹈。

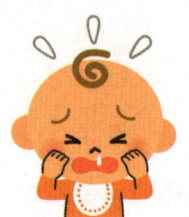

1~3个月宝宝的日常护理

给宝宝洗脸和洗手

给宝宝洗脸、洗手时动作要轻柔,要准备专用的小毛巾、脸盆,使用前要用开水烫一下。洗脸、洗手的水温度不要太高,和宝宝的体温相近就行了。

一般是先洗脸,再洗手。可用左臂把宝宝抱在怀里,或直接让宝宝平卧在床上,右手用洗脸毛巾蘸水轻轻擦洗。注意不要将水弄进宝宝耳朵里,洗完后要用毛巾轻轻蘸去宝宝脸上的水,不能用力擦。

这期间的宝宝洗脸不要用肥皂,洗手可适当用一些婴儿香皂。

给宝宝洗头

给宝宝洗头可在洗澡前进行。频率可根据季节适当调整,如炎热的夏天宝宝出汗多,可每次洗澡时都洗一下头,但不用每次都用洗发水,只用清水淋洗一下即可;寒冷的冬天可2~3天洗一次。宝宝洗头时宜选用专用洗发水或专用肥皂。

洗头时,父母可把婴儿挟在腋下,用手托着婴儿的头部,

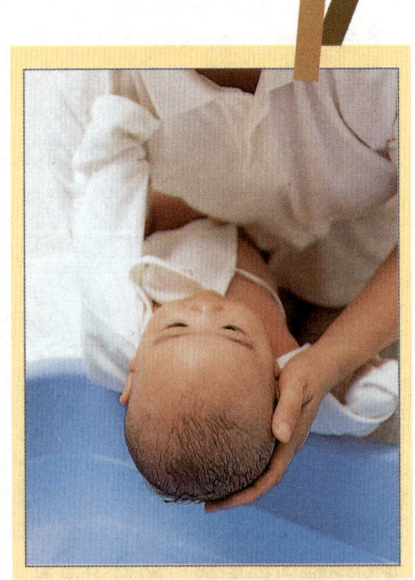

然后用另外一只手为婴儿轻轻洗头。注意不要让水流进婴儿的眼睛及耳朵里面。洗完之后赶紧用干的软毛巾擦干头上的水分。

防止宝宝睡偏头

随着月龄的增长，婴儿的头部逐渐增大，而且头盖骨也愈来愈坚硬。此时，为防止宝宝睡偏头，妈妈要尽可能使宝宝适应朝相反的方向睡。通常宝宝睡觉时总习惯面向妈妈，哺乳时也把头转向妈妈一侧，因此，妈妈应该经常和宝宝调换位置，这样，宝宝就不会总是把头转向固定的一侧了。

婴儿按摩操的操作方法

第一节 孩子仰卧，双臂放于体侧，操作者用手指从肩到手按摩孩子胳膊4～6次。

第二节 孩子仰卧，双臂放于体侧，操作者用手掌心顺时针方向按摩孩子腹部6～8次，然后再用双手掌面从孩子腹部中心向两肋腰间方向抚摩6～8次。

第三节 孩子仰卧，操作者用一只手轻轻握住孩子的脚，用另一只手从内向外、从上向下，轻轻按摩孩子的腿部，然后握另一只脚。最后，轻轻地揉一揉孩子的腿部肌肉。

第四节 孩子俯卧，操作者用手顺着孩子脊椎骨从头部往臀部按摩，然后再从下往上按摩。

第五节 孩子仰卧，操作者用两手食指托住孩子踝部，用两拇指按摩其脚背、脚踝周围。

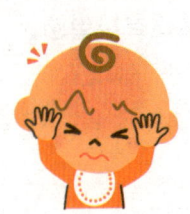

1~3个月 宝宝常见不适症状及疾病的护理

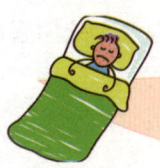

小儿湿疹

● 什么是小儿湿疹

小儿湿疹,俗称"奶癣",是婴儿时期常见的皮肤病之一,是指对牛奶、母乳和鸡蛋白等食物过敏而引起的变态反应。

该病常与婴儿体质有关,再加上喂养不当,内生湿毒,或外感风寒易诱发此病,常常是小儿消化不良的反应。

小儿湿疹多发生在乳儿时期,一般在出生后1~2个月发病,也有在出生后3~4周发病的,一般至2岁左右自行缓解。

● 小儿湿疹的主要症状

湿疹好发部位是前额、头皮、脸部等处,有时遍及周身。开始皮肤发红,继之出现红色细小点状丘疹,随后变化形成痂盖。由于痒感剧烈,患儿常烦躁啼哭。

● 妈妈应该这样护理

(1) 穿宽松衣服

平日里小儿内衣应穿松软宽大的棉织品或细软布料,尽量不穿化纤织物;外衣忌羊毛织物和绒线衣衫,最好穿棉料的夹袄、棉袄、绒布衫等。

(2) 避免皮肤刺激

避免用碱性肥皂、香水等刺激宝宝的皮肤。

(3) 避免孩子过胖

肥胖的宝宝患湿疹的概率要比身材正常的宝宝大得多,家长应给予重视。

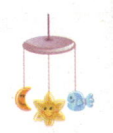

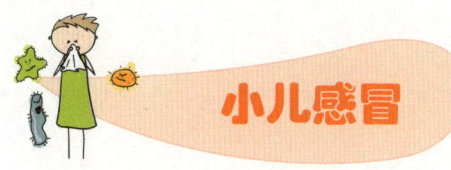

小儿感冒

• 什么是小儿感冒

小儿感冒是婴幼儿最常见的疾病,该病主要侵犯鼻、鼻咽和咽部。宝宝感冒大多是由于抵抗力较弱,感染病菌或受风寒所致。

• 小儿感冒的主要症状

轻症只有鼻部症状,如流清鼻涕、鼻塞、打喷嚏等,也可有流泪、微咳或咽部不适,可在3~4天内自然痊愈。如感冒涉及鼻咽部,常伴有发热、咽痛,易引起扁桃体炎及咽后壁淋巴组织充血和增生,有时淋巴结稍肿大,发热可持续2~3日或1周左右。婴幼儿感冒时还容易引起呕吐及腹泻。

• 妈妈应该这样护理

①父母应该随时监测孩子体温,如果孩子发热要注意降温。

②要让孩子的房间保持适宜的温度和湿度,并让孩子大量喝水,加速新陈代谢。同时保证孩子的休息和睡眠,这样会帮助孩子尽快恢复。

③如果孩子鼻塞,应该帮助他抬高上身,以缓解呼吸困难。还可以让孩子侧身躺着,用一只鼻孔呼吸。

④饮食方面如果病情不严重,孩子的饮食可以照常,如果觉得孩子吃得太少,可以少食多餐。

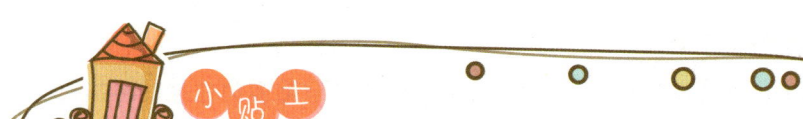

小贴士

如果孩子咳嗽超过3天,症状没有好转,甚至出现呼吸短促、喑哑、发热等情况,应当立即就医。

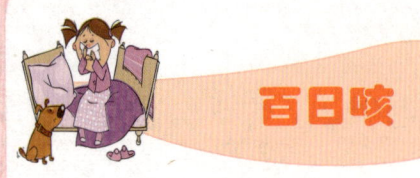

百日咳

● 什么是百日咳

百日咳是由百日咳杆菌所致的急性呼吸道传染病，病人是本病的传染源，主要通过咳嗽时飞沫传播，因为百日咳杆菌在体外很快就会死亡，故很少通过用具、衣物等间接传播。

百日咳多发于5岁以下儿童，患儿年龄越小，病情越重。因妊娠期母体无百日咳抗体，无法将抗体由胎盘传给胎儿，所以宝宝不能从母体获得免疫，因此出生后即可被感染。病后有持久的免疫力，一般不再第二次犯病，但因传染性很强，病发时若不及时治疗，可因并发肺炎、脑病而死亡。

● 百日咳的主要症状

百日咳的症状为阵发性、痉挛性、持续性咳嗽，咳后常伴有深长的鸡鸣样吸气声，可引起呕吐、眼睑水肿，严重时甚至会眼结膜充血。夜间咳嗽较明显。

6个月以下婴儿患病时，常无典型痉咳，而有阵发性青紫或呼吸暂停，窒息严重者还会因脑缺氧而发生抽搐。

● 妈妈应该这样护理

（1）保持空气流通

患儿由于频繁剧烈的咳嗽，肺部过度换气，易造成氧气不足，一氧化碳潴留，应有较多的氧气补充。在室内应尽量保持空气新鲜流通，对孩子有益无害。

（2）远离烟尘刺激

患儿生病期间最好不要吸入烟尘，家中吸烟者应尽量避免在患儿面前吸烟。此外，生炉子、炒菜等，一定要远离患儿。

（3）给予精心护理

患儿病发时常伴发窒息，妈妈应给予精心护理，及时为患儿吸痰，给氧，必要时要进行人工呼吸。

小儿多汗

● 什么是小儿多汗

小儿时期由于代谢旺盛，皮肤含水量大，微血管分布较多，且活泼好动，故出汗一般比成人多。由于所处环境温度过高，衣被过厚，剧烈运动等原因，导致多汗是机体调节体温所必需的过程称生理性多汗。

如不存在以上因素，机体处于安静状态时多汗称病理性多汗。

● 小儿多汗的主要症状

（1）生理性多汗

宝宝刚入睡时头颈部出汗，熟睡后汗就减少；宝宝游戏、跑跳后出汗多；冬天宝宝衣服穿得过多，晚上被子盖得太厚，加上室内空调温度过高，使宝宝过热而出汗多。

（2）病理性多汗

宝宝由于某些疾病引起的出汗过多，表现为安静时或晚上一入睡后就出很多汗，汗多到可弄湿枕头、衣服。

● 妈妈应该这样护理

①如果是生理性多汗，妈妈不必过分忧虑。炎热夏季需经常开窗、开空调，但注意风不要直接对着宝宝吹，容易受凉。

②妈妈需要及时给宝宝补充水分，最好喂淡盐水，因为宝宝出汗与成人一样，除了失去水分外，同时失去一定量的钠、氯、钾等电解质。

③妈妈应及时给出汗的宝宝擦干身体，及时更换内衣、内裤。

④发现宝宝多汗，妈妈应仔细观察有无其他并发症状，及时去医院就诊，治疗引起多汗的疾病。

⑤婴幼儿因活动性佝偻病而多汗，妈妈可让宝宝口服鱼肝油和钙粉，多进行晒太阳等户外活动。

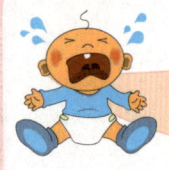

腹股沟疝

● 什么是腹股沟疝

腹股沟疝一般常见于男孩。腹壁肌肉强度降低，腹内压力增高是引起腹股沟疝的主要原因。

男婴的睾丸最早在腹部，随着成长逐渐向前移动，从腹股沟进入阴囊。睾丸进入阴囊的通道在出生后一般都关闭了，但也有不能很好闭合的。当闭合不好时，婴儿到了2~3个月就会因为大声哭闹或排便用力，而使小肠顺着这条通道掉下来，越过腹股沟进入阴囊，从而导致腹股沟疝。

● 腹股沟疝的主要症状

腹股沟区会出现一个可复性肿块，开始肿块较小，仅在患儿啼哭时出现，平卧或用手压时肿块可自行回纳、消失，一般无特殊不适，仅偶尔伴局部胀痛和牵涉痛。随着病情加重，肿块可逐渐增大。

如果进入通道的小肠绞在一起，还有可能引发嵌顿疝。

● 妈妈应该这样护理

患有腹股沟疝的婴儿如果突然剧烈哭闹，要考虑是否有嵌顿疝的可能，应打开患儿的尿布查看。

如果腹股沟区肿得厉害，轻揉也无法恢复原状，则要立即就医。

婴儿有腹股沟疝，肠子能自由出入没有大碍时，妈妈也要始终注意是否有发生嵌顿疝的危险。20%左右的腹股沟疝都能引起嵌顿疝，多半发生在婴儿出生后半年以内。

万一发生嵌顿疝，可先尝试轻揉患儿的患病处看能否缓解小肠堵塞症状，如果持续2~3小时仍不能缓解，则要立即与医院取得联系，及时动手术。

腹股沟疝患儿也可自愈，但大多数都是通过手术治愈的。

Part 5

4~6个月宝宝的喂养

到了第4个月，宝宝身体各项机能都有所发展，变得更加活泼起来，也会与人互动了。父母要贴身陪伴宝宝成长，也要开始考虑为宝宝添加辅食了。

本章将介绍4～6个月宝宝的喂养，包括发育特征、早期教育、日常护理、常见不适症状及疾病的护理以及5个月以后相应的辅食添加介绍。为父母提供参考，为宝宝的健康成长提供辅导。

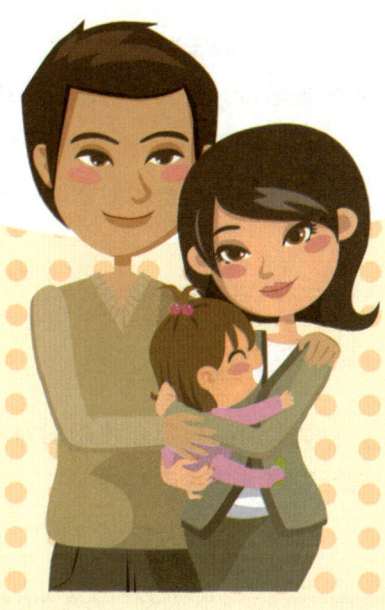

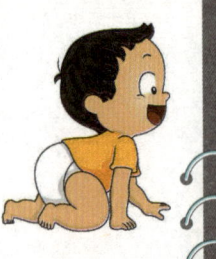

4～6个月宝宝的发育特征

身体发育

4～6个月的宝宝生长发育迅速，平均每月体重增加500～600克，身高平均每月增长2.5厘米，头和脑增长也很快，全身肌肉丰满，已经长得很像样了。有的宝宝5～6个月时已经开始出牙，眼睛转动灵活，醒着的时间也长了。

发育标准	平均身长（厘米）	平均体重（千克）	平均头围（厘米）
正常男婴	68	8.22	44
正常女婴	66	7.62	43

听觉水平

4个月的宝宝能分辨大人发出的声音，能集中注意力倾听音乐，听到声音能较快转头。

5～6个月的宝宝能分辨不同的声调并作出不同的反应，听觉会和视觉的发育进一步联系起来。

视觉水平

4个月的宝宝会表现出对不同颜色的喜好，多数宝宝比较喜欢红色的物体。

5～6个月的宝宝开始注视距离较远的物体，如飞

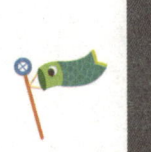

机、月亮、街上的行人等,并开始积极地对事物进行观察。

运动能力

4个月的宝宝俯卧时能用前臂支撑抬头,上肢能将上身支撑起来;颈部已能固定,竖抱时头能保持平衡,背部会挺直;手能抓握周围物体,看到感兴趣的东西会试图抓住。

5个月的宝宝能较熟练地从仰卧位翻到侧卧位,再翻到俯卧位,可坐在大人腿上,能拿着东西往嘴里放。

6个月的宝宝可以双手向前撑住独坐一会儿,大人扶着站立时,两腿会做跳的动作,并且有爬的愿望;会用双手同时握物,出现换手、捏、敲等探索性动作。

语言能力

宝宝在4~6个月进入了连续发音阶段,能发出一连串相似的音节,而且音调和音量各有不同。这个阶段如果大人呼唤宝宝的名字,宝宝就会转头注视,这是宝宝对语言的初步理解和反应。

记忆能力

4~5个月的宝宝已经能记住父母的行为方式,并会在受到不良刺激的影响时,表现出负面情绪。比如妈妈和宝宝说话时如果态度比较严厉,宝宝就会出现无助、恐惧或惊讶的表情。

6个月的宝宝已经可以记住熟悉的家人的面孔,会对熟悉的人微笑,会对陌生的面孔表现出谨慎和冷淡。

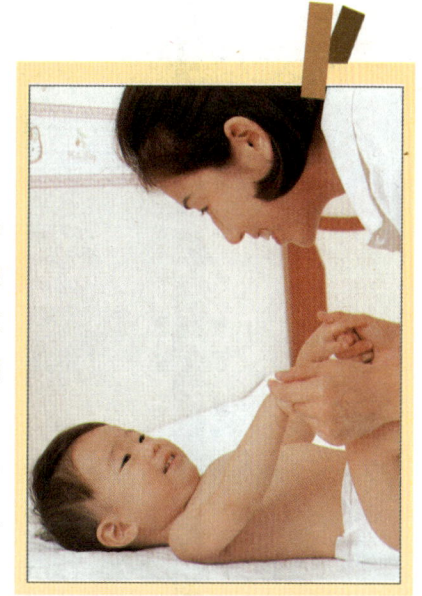

4~6个月宝宝的早期教育

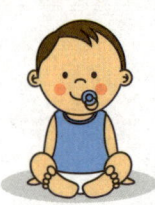

训练定时排便的习惯

出生4个月以后，宝宝的生活逐渐变规律，基本上能定时睡觉、饮食，大小便间隔时间变长。父母可以按照宝宝的排便习惯，先摸清宝宝排便的大约时间，若发现宝宝有脸红、瞪眼、凝视等神态时，便可抱到便盆前，用嘴发出"嗯"的声音使宝宝产生条件反射。

这种训练每天应固定在同一个时间进行，久而久之婴儿就会形成条件反射，到时间就会排便。便后用温水轻轻擦洗婴儿臀部，保持卫生。

手部动作训练

宝宝4个月后，手的活动范围扩大，家长可以帮助宝宝训练手部的灵活性。如伸手够物，通过这一动作来延伸宝宝的视觉活动范围，使宝宝感觉距离、理解距离，锻炼手眼协调能力。

家长可以选择大小不一的玩具，来训练宝宝的抓握能力，促进手的灵活性和协调性。

爬行动作训练

宝宝6个月后应经常使其俯卧，放个玩具加以逗引，使其产生向前爬的意识。开始时宝宝可能不会爬，父母可用手顶住其脚，以促使其脚向后用力蹬。

在开始学习爬行时，首先，要求宝宝的双臂及肩部要有一定的支撑力，能够调换重心，在向前爬时身体的

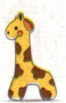

重心能从一侧上肢移至另一侧；其次，要求宝宝的腿应缩到腹部下面。当手、膝盖着床爬有困难时，父母可用两手轻托宝宝的胸腹，帮助其手和膝盖着床，再稍微往前送，让他有爬的感觉。

通过爬行训练，使宝宝逐渐转到跪、转移重心和站立阶段，之后学习行走。

语言能力训练

学说话

这个时期的宝宝虽然还不会说话，但他常常会发出"a、ma、p、ba、o、e"等音，有时像在自言自语，有时又像在跟父母"说话"。即使小宝宝还不会说具体词语，父母也一定要对此作出反应，和宝宝一应一答地对话，以提高宝宝说话的积极性。

叫名字

用相同的语调叫宝宝的名字和其他人的名字，看宝宝是否在听到自己的名字时能转过头来，露出笑容，如果表现出此情况则表示他领会了叫自己名字的含义。

社交发展训练

首先，可以教孩子认识自我。将孩子抱坐在镜子前，对镜中孩子的影像说话，引他注视镜中的自己和家长，促进孩子自我意识的形成。

其次，家长和孩子说话，不仅要有意识地给予不同的语调，还应结合不同的面部表情，如笑、怒、淡漠等，训练小儿分辨面部表情的能力，使他对不同的语调、不同的表情有不同的反应，并逐渐学会正确地表露自己的感受。

再次，与宝宝玩捉迷藏游戏，既锻炼小儿感知的能力，培养小儿的注意力和反应的灵活性，又能促进小儿与成人间的交往，激发小儿产生愉快的情绪。

家长应注意适当地把一些陌生的客人，尤其是小朋友介绍给宝宝，让他逐渐适应与生人接近。

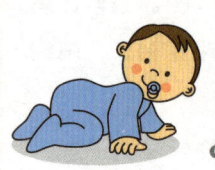

4~6个月宝宝的日常护理

出乳牙期的口腔护理

宝宝长牙的时间会根据个人生长发育不同而不同，有些宝宝4个多月就开始长牙，有些宝宝却到10个月才开始长牙。出乳牙时多数宝宝无不适感，有时也可出现局部牙龈发白或稍有充血红肿等症状。这些表现都是暂时性的，在牙齿萌出后就会好转或消失。

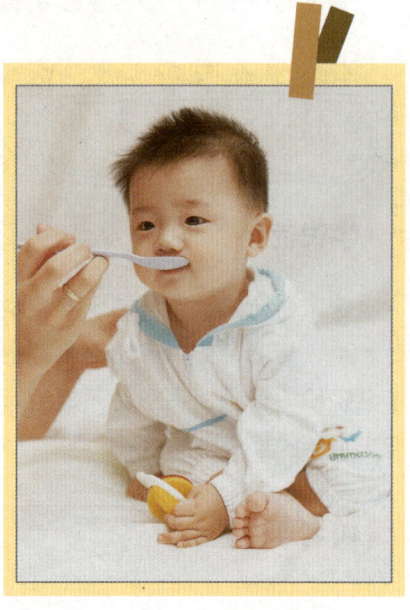

宝宝在出乳牙期，家长应做好以下几项事宜：

①每次哺乳、喂食后，妈妈应用纱布帮宝宝擦洗牙龈和刚露出的小牙，从外侧到里侧轻轻擦洗，对牙龈轻轻按摩。

②每次进食后给宝宝喂点温开水，或在每天晚餐后用2%苏打水清洗口腔，防止细菌繁殖而引发口腔感染。

③给宝宝吃较硬的食物，如苹果、梨、面包干、饼干等，可锻炼牙齿的咀嚼能力，但不要给宝宝含安抚奶嘴，以免造成牙齿错位。

谨防宝宝"斗鸡眼"

父母喜欢在床头悬挂玩具来训练宝宝的视觉发育，但如果玩具总固定在一个地方，宝宝长时间盯着一个地方看，双眼内侧的肌肉持续收缩就会出现内斜视，也就是俗称的"斗鸡眼"。

因此，家长给宝宝选购玩具时，最好购买那些会转动的玩具，可以吊在婴儿的床头上，可使宝宝的视线随着玩具的转动而移动，不会一直停留在一个点上。

另外，宝宝的房间需要一个令人舒适的环境，灯光不宜太强，光线要柔和。

宝宝枕秃的处理

宝宝的枕部，即脑袋跟枕头接触的地方出现头发稀少或缺发的现象叫枕秃。形成枕秃的原因一般有两种。

客观原因

宝宝大部分时间都躺在床上，脑袋跟枕头接触的地方容易发热出汗，头部皮肤易发痒。又因为新生儿还不能用手抓，也无法用言语表达自己的痒，所以宝宝通常会左右摇晃头部，来"对付"自己后脑勺因出汗而发痒的问题。由于经常摩擦，枕部头发就会被磨掉而发生枕秃。

如果枕头太硬，也会引起枕秃。宝宝经常喜欢把脑袋偏向右边，所以右侧的头发会明显比左侧少。因此如果宝宝经常一侧睡觉，也容易发生单侧枕秃。

生理原因

生理原因有多个方面，可能是妈妈孕期营养摄入不够，也可能枕头太硬，甚至可能是缺钙或者佝偻病的前兆。不过大部分的枕秃往往是因为生理性多汗，头部与枕头经常摩擦而形成的。

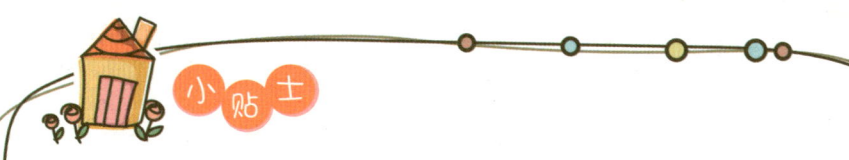

小贴士

不宜让孩子过早地学坐，也不宜让孩子过久地坐，应鼓励孩子练习爬行，使全身，尤其是四肢的肌肉得到锻炼。

5个月，尝试添加辅食期

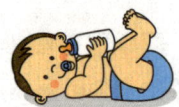

下列三种情况，继续纯乳喂养

①母乳喂养的宝宝，妈妈乳汁充足，宝宝吃得好、长得壮。

②配方奶喂养的宝宝，没有厌奶现象。

③混合喂养的宝宝，母乳和配方奶都吃得很好。

下列三种情况，尝试添加辅食

①母乳不充足，宝宝却不吃配方奶。

②以配方奶喂养的宝宝，出现厌奶现象，经过1~2周调理仍无改善，每日吃奶量在600克以下。

③混合喂养的宝宝，突然拒绝配方奶或母乳，经过1~2周调理仍无改善。

添加辅食的时间安排

在宝宝的消化状态良好、吃奶时间也比较规律时再开始添加辅食，成功的概率比较高。

开始喂辅食的第一个月，上午10点是喂辅食的最佳时间。这是宝宝吃完一次奶间隔一段时间后，第二次吃奶之前，心情比较稳定并且感到有一些饥饿的时候，也是食欲较好的时候。

给5个月宝宝添加辅食应该在授乳前进行，恰当的做法是在喂完辅食以后再授乳，因为如果一开始就由妈妈授乳，宝宝在吃饱奶后很可能就不再接受辅食了。

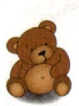
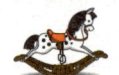

油菜水

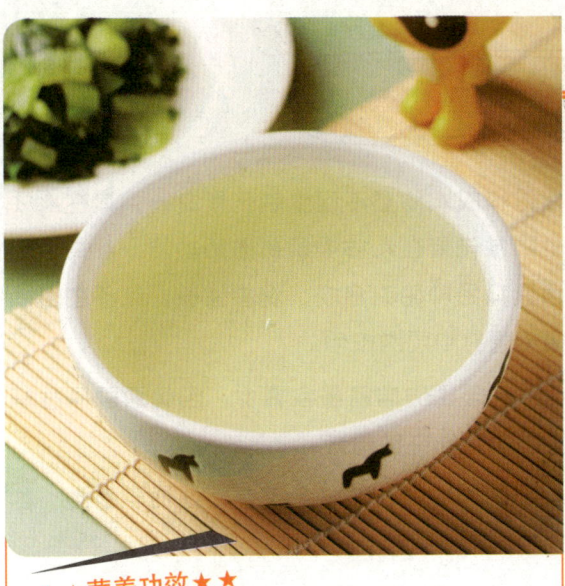

◀原料▶ 油菜200克

◀做法▶ ①将油菜摘掉烂叶，用清水洗净，切成小段，备用。

②砂锅中注入适量清水，大火烧开，倒入油菜段拌匀。

③大火烧开后，用小火煲煮约10分钟，至其营养成分析出。

④关火后，先将汤水倒入过滤勺里过滤，待油菜水冷却后，即可饮用。

★★营养功效★★

油菜是人体黏膜及上皮组织维持生长的重要营养源。本品可以补铁，能滋养皮肤。

清淡米汤

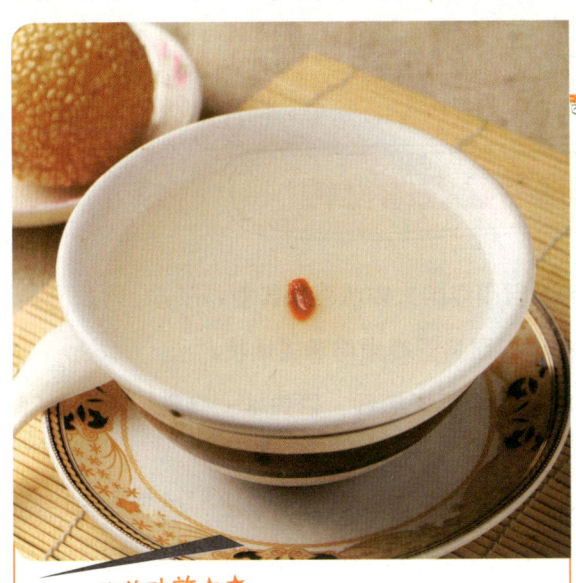

◀原料▶ 大米50克

◀做法▶ ①将大米洗净，浸泡。

②往砂锅中注入适量清水，用大火烧开。

③倒入大米，搅拌均匀，加盖，大火烧开后转小火煲煮20分钟，至米粒熟透，揭盖，用勺子搅拌均匀。

③将煮好的粥舀到过滤勺里过滤，待到汤水冷却即可饮用。

★★营养功效★★

米汤中富含B族维生素，可促进宝宝发育。本品对胃肠道功能低下的宝宝有益。

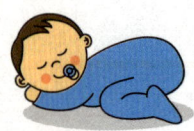

6个月，补充含铁高易吸收的食物 奶与辅食的比例是8∶2

补充高铁食物

铁元素是构成人体必不可少的元素之一，其在人体内含量很少。铁元素在人体中具有造血功能，参与血蛋白、细胞色素及各种酶的合成，促进生长；铁还在血液中起运输氧和营养物质的作用。

6个月的宝宝铁的储备量会减少，因此需要通过辅食来进一步为宝宝补充铁元素。

①含铁丰富的肉类：猪肝、蛋黄、鸡肉、鱼肉、虾仁等。

②含铁丰富的蔬菜：菠菜、芹菜、油菜、苋菜、荠菜、黄花菜、西红柿等。

③含铁丰富的水果：杏、桃、李子、红枣、樱桃等。

④其他含铁丰富的食物：葡萄干、核桃、海带、红糖等。

补充易吸收的食物

6个月宝宝可食用米糊或面糊等食物了。

①初食时，可将营养米粉调成糊状。

②开始较稀，逐渐加稠，要先喂一汤匙，逐渐增至3~4汤匙，每日2次。

③自6个月起，宝宝乳牙逐渐长出，也可食用烂粥或烂面。

④一般先喂大米制品，因其比小麦制品更不易引起婴儿过敏。但6个月以前的婴儿应以乳汁为主食，可在哺乳后添喂少量米糊，以不影响母乳量为标准。

菠菜米糊

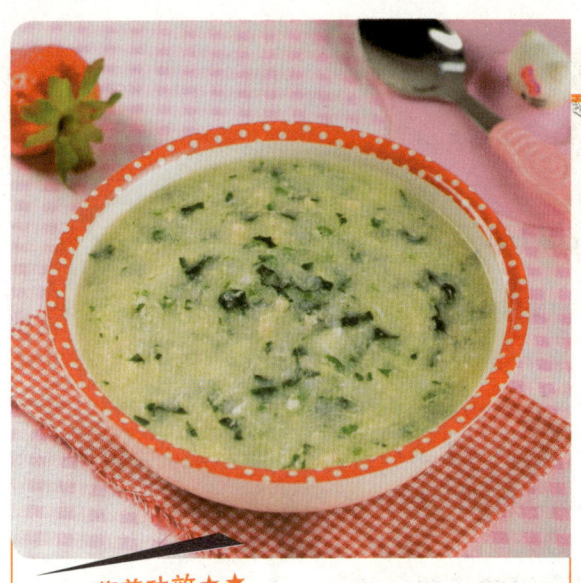

◀原料▶ 菠菜65克，鸡蛋50克，鸡胸肉55克，米碎90克

◀做法▶ ①将鸡蛋打开，搅匀成蛋液。

②锅中注入清水烧开，放入洗净的菠菜拌匀，焯至断生，捞出，沥干水分，再剁成末。

③将鸡胸肉洗净，剁末。

④锅中注清水烧开，倒入米碎煮至糊状，倒入肉末、菠菜末拌匀。

⑤淋入蛋液，略煮片刻至液面浮起蛋花即可。

★★营养功效★★

菠菜米糊富含铁元素，且易吸收，有利于宝宝大脑和智力的发育，可预防贫血、便秘。

蛋黄米糊

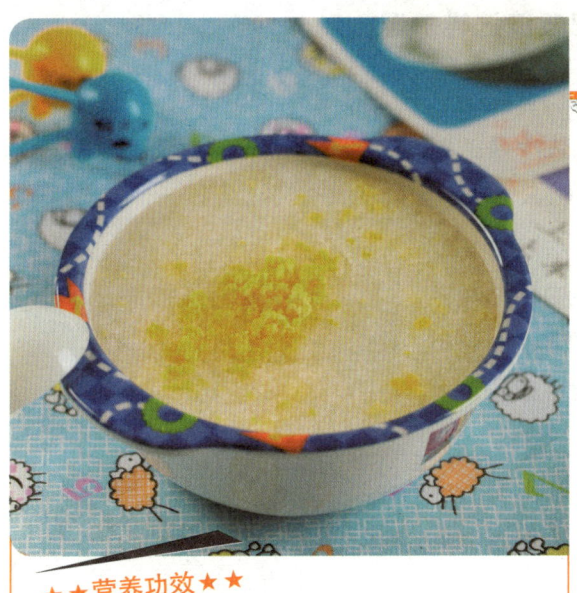

◀原料▶ 熟鸡蛋1个，米碎90克

◀做法▶ ①熟鸡蛋去除外壳，取出蛋黄剁成末，备用。

②汤锅中加水烧开，下入米碎，用大火煮至糊状。

③转小火，倒入部分蛋黄末，搅拌均匀，续煮片刻至入味。

④关火后盛出煮好的米糊，装碗，撒入余下的蛋黄末即可。

★★营养功效★★

蛋黄有利于宝宝大脑和身体的发育。本品可补充蛋白质，增强宝宝的免疫力。

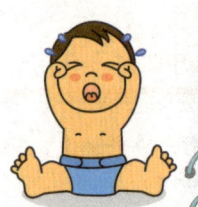

4～6个月

宝宝常见不适症状及疾病的护理

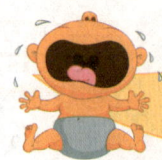

小儿夜啼

● 什么是小儿夜啼

小儿夜啼是婴儿时期常见的一种睡眠障碍，是指小儿在夜间常常啼哭不止或时哭时止的现象，多见于半岁以内的婴儿。该病多与饥饿、口渴、太热、太闷、尿布潮湿、白天过度兴奋等有关，也可与发热、佝偻病、蛲虫病、扁桃体肥大妨碍呼吸等有关。

● 小儿夜啼的主要症状

宝宝在白天能安静入睡，一到夜晚就啼哭不安，时哭时止，或每夜定时啼哭，甚至通宵达旦。

● 妈妈应该这样护理

①要让宝宝养成日醒夜睡的睡眠习惯，夜间少喂奶，睡前先小便，且宝宝睡觉时要熄灯。

②要注意防寒保暖，但也勿让衣被过暖。在宝宝进入睡眠时，要保持周围环境安静祥和。

③要找出宝宝啼哭的原因，如刺激、饥饿等，以便对症治疗和护理。

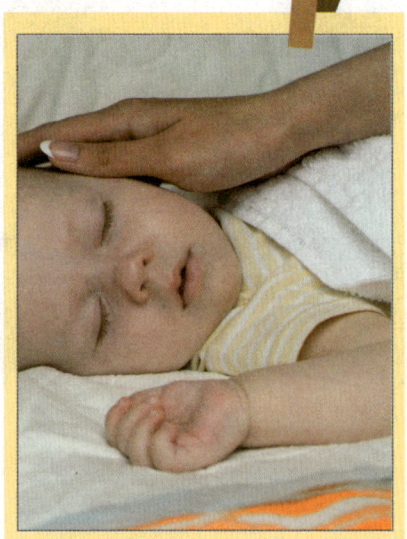
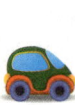

肠套叠

什么是肠套叠

肠套叠是指部分肠管及附着的肠系膜套入到邻近的肠腔内的一种肠梗阻，是婴儿时期常见的急腹症，多见于4～10个月的婴儿。

发生肠套叠的原因多与肠蠕动功能紊乱有关，如肠炎、腹泻、全身感染等，也可以继发于肠息肉、紫癜等。由于肠系膜受压，套入部肠管瘀血肿胀，长时间以后鞘部又发生动脉缺血，严重时可引起肠坏死。

肠套叠的主要症状

腹痛、呕吐、便血、腹部包块是肠套叠的主要症状。患儿会表现出哭闹不安、屈腿、两臂乱动，持续10～20分钟后才能安静或入睡，但会反复发作，过程中可伴有呕吐、便血。

妈妈应该这样护理

①妈妈要注意气候的变化，随时为宝宝增减衣物，避免各种容易诱发肠蠕动功能紊乱的不良因素。

②应尽量预防腹泻，尤其是秋季腹泻，家长应高度警惕此病的发生。

③如果一直都很健康的宝宝突然大声哭闹，且脸色苍白，出汗，两腿向腹部蜷曲，哭一阵儿后安静下来，过一会儿又开始哭闹，则有可能是得了肠套叠。妈妈应立即将宝宝送往医院，以免耽误诊治时机。

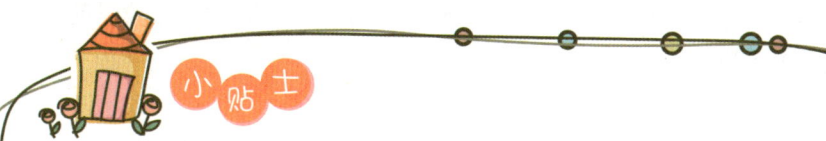

小贴士

平时妈妈应注意科学喂养宝宝，不使宝宝过饥或过饱。如果已经开始添加辅食，也要循序渐进，切勿操之过急。

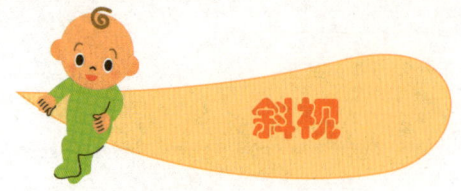

斜视

什么是斜视

斜视是指左右两眼的视线不能同时落在同一个物体上。因为婴儿在3个月过后才能清楚地注视某一点,所以过了3个月,才能发现婴儿是不是斜视。

引发斜视的原因大致有三种:

①大脑中枢使两眼成像一致的力量较弱。

②某一侧的眼睛视力较差。

③移动眼球的肌肉出现异常。

斜视的主要症状

视力正常的婴儿有时在有困意时,也会出现斜视,但平时是正常的。这种视力正常婴儿的斜视一般在6个月后就会消失。

4个月之前很难区分真性斜视与视力正常婴儿的斜视。但如果过了4个月,还经常出现斜视的婴儿,就应及时就医。如果一侧眼睛视力不好,经过治疗可以纠正,斜视就可以治愈。

妈妈应该这样护理

(1) 增加眼球转动频率

应避免宝宝长时间注视着一个地方或一个物品,想办法转移宝宝的注意力。不能让宝宝在摇篮里待的时间过久,父母应该时不时将宝宝抱起来走动,周围的事物通常会让宝宝产生好奇,从而增加眼球的转动,增强眼肌和神经的协调能力,避免产生斜视。

(2) 玩具多角度悬挂

在宝宝的小床上悬挂的彩色玩具不能距离宝宝太近,应该在40厘米以外,而且玩具不要堆积在一起,应在多个方向悬挂,避免宝宝因长时间只注意同一方向而发生斜视。